Hasan Demiroğlu
Uğur Avcıbaşı

I-131 ile işaretli Bleomycin ve Bleomycin-Glukuronid

Hasan Demiroğlu
Uğur Avcıbaşı

I-131 ile işaretli Bleomycin ve Bleomycin-Glukuronid

Radyofarmasötik Potansiyelinin İncelenmesi

Türkiye Alim Kitapları

Impressum / Yayınevi adı
Bibliografische Information der Deutschen Nationalbibliothek: Die Deutsche Nationalbibliothek verzeichnet diese Publikation in der Deutschen Nationalbibliografie; detaillierte bibliografische Daten sind im Internet über http://dnb.d-nb.de abrufbar.

Deutsche Nationalbibliothek tarafından yayınlanan bibliyografik bilgiler: Deutsche Nationalbibliothek, bu yayını Deutsche Nationalbibliografie'de listeler; detaylı bibliyografik bilgi İnternet'te http://dnb.d-nb.de sitesinde mevcuttur.

Coverbild / Kitap kapağı resmi: www.ingimage.com

Verlag / Yayıncı:
Türkiye Alim Kitapları
ist ein Imprint der / yayınevinin bir ticari markasıdır
OmniScriptum GmbH & Co. KG
Heinrich-Böcking-Str. 6-8, 66121 Saarbrücken, Deutschland / Almanya
Email / E-posta: info@turkiye-alim-kitaplary.com

Herstellung: siehe letzte Seite /
Basım yeri: son sayfaya bakın
ISBN: 978-3-639-67062-2

Zugl. / Approved by: Manisa, Celal Bayar Üniversitesi, 2009

İÇİNDEKİLER

ÇİZELGE LİSTESİ

ŞEKİL LİSTESİ

KISALTMALAR LİSTESİ

BLM : Bleomycin

BLMG : Bleomycin glukuronid

^{131}I-BLM : Radyoaktifiyod-131 İşaretli Bleomycin

^{131}I-BLMG : Radyoaktifiyod-131 ile İşaretli Bleomycin-glukuronid

^{127}I-BLM : İnaktif ($K^{127}I$) ile işaretli Bleomycin

^{127}I-BLMG : İnaktif ($K^{127}I$) ile işaretli Bleomycin -glukuronid

UDPGA : Üridin difosfat glukuronik asit

UDPGT : Üridin difosfat glukuronil transferaz

DDT : 1,1-(2,2,-trikloroetan-1,1-dyol)bis(4-klorobenzen)

LET : Yüksek lineer enerji transferi

DNA : Deoksi ribo nükleik asit

R_f : Başlangıçtan uzaklık

R_t : Alıkonma zamanı

FDA : Amerikan Gıda ve İlaç Kurumu

TLRC : İnce tabaka kromatografisi

HPLC : Yükske performans sıvı kromatografisi

% ID/g : Gram doku başına düşen aktivite

NSHPP : N-süksimidil-3-(4-hidroksifenil)-propiyonat

CYP450 : Sitokrom P450

UGT : Uridin difosfat glukuroniltransferaz

NAT : N-asetiltransferaz

SULT : Sulfotransferaz

MET : Metiltransferaz

SEMBOL LİSTESİ

$(\bar{\upsilon})$	: Antinötrino
β^-	: Beta
dk	: Dakika
γ	: Gama
^{131}I	: İyod-131
^{125}I	: İyod-125
^{124}I	: İyod-124
^{123}I	: İyod-123
^{127}I	: İyod-127 (İnaktik $K^{127}I$)
^{131}Xe	: Ksenon-131
^{124}Xe	: Ksenon-124
^{125}Xe	: Ksenon-125
keV	: Kilo elektron volt
Ci	: Küri
MeV	: Mega elektron volt
µL	: Mikro Litre
µg	: Mikro gram
MBq	: Megabekörel
mg	: Miligram
mL	: Mili litre

mM : Mili molar

n : nötron

v : nötrino

p : proton

cm : Santimetre

^{131}Te : Tellür-131

^{131m}Te : Tellür-131 (metastabil çekirdeği)

^{235}U : Uranyum-235

I^+ : Yükseltgenmiş İyod

TEŞEKKÜR

Çalışmam süresince her adımda değerli destek ve katkılarını esirgemeyen Sayın Doç. Dr. Uğur AVCIBAŞI'na, yaptığım deneysel çalışmalar boyunca sonuçlarımı değerlendirmemde her zaman yardımcı olan ve verdiği bilimsel desteklerden dolayı Sayın Doç. Dr. F. Zümrüt BİBER MÜFTÜLER'e, Nükleer Bilimler Enstitüsü laboratuarlarında her türlü çalışma olanağını sağlayan Ege Üniversitesi Nükleer Bilimler Enstitüsü Müdürü Sayın Prof. Dr. Perihan ÜNAK'a, yapılan tüm radyokromatografi ve sintigrafi çalışmalarında sağladığı laboratuar ortamı ve iyod-131'in temin edilmesindeki yardımları nedeniyle C. B. Ü. Tıp Fakültesi Nükleer Tıp Anabilim Dalı'ndan Doç. Dr. Gül GÜMÜŞER'e, sintigrafi çalışmalarındaki yardımları dolayısıyla Doktora Öğrencisi Gökçen TOPAL ve Dr Yasemin PARLAK'a, Biyodağılım çalışmalarında yardımını esirgemeyen Doç. Dr. Emin İlker MEDİNE'ye teşekkürlerimi sunarım. Başta dostluğunu ve yardımseverliğini esirgemeyen Araş. Gör. Dr. Çiğdem ACAR ve arkadaşlarım Araş. Gör. Feray KOÇAN, Ramazan GÜMÜŞ olmak üzere, her zaman büyük özveriyle yanımda olan arkadaşlarıma ve benim bugünlere gelmemde büyük katkıları olan aileme en içten teşekkürlerimi sunuyorum.

Hasan DEMİROĞLU

1.0. GİRİŞ

Kanser günümüzde en önemli sağlık problemlerinden biri olarak görülmektedir. ABD de her yıl, bir milyondan fazla kişiye kanser teşhisi konulmaktadır (http://www.turkcancer.org.). Bu istatistiksel verilere bakıldığında kanser ciddi bir problem olarak görülmektedir. Kanser, *lokal doku saldırısı ve/veya sistematik metastaz ile kontrolsüz hücre büyümesi* olarak karakterize edilen bir grup hastalığa verilen isimdir. Değişik bilimlerden birçok bilim adamı insanlığı saran bu korkunç hastalığa karşı kanser araştırma laboratuarlarında çalışmalarını sürdürmektedirler. Buna rağmen, kanserle mücadelede, bazı gelişmelerin dışında, halen önemli bir başarı sağlanamamıştır. Bunun esas nedenleri arasında, her şeyden önce bu hastalığın çok çeşitli ve farklı türlerinin olması ve kanser oluşumuna neden olan faktörlerin çok çeşitli olmasıdır. Kanserin bugün için tespit edilen 100 den fazla türü vardır. Bazı türleri sadece tek bir organda yerleşir. Diğerleri ise vücudun çeşitli yerlerine dağılırlar. Her birinin ortak yönü kontrol edilemeyen hücre büyümesidir.

Günümüzde kanser tedavisinde değişik yöntemler kullanılmaktadır. Ancak bu yöntemlerin kanseri tamamen ortadan kaldırmak için yeterli olmadıkları görülmektedir. Dolayısıyla kanser türlerini başarıyla tedavi edebilecek yeni yöntem ya da yöntemlerin bulunması gerekmektedir. Bu amaçla yürütülen çalışmalar genel nitelikleri açısından,

- Kanser yapıcı etkilerin tespit edilerek ortadan kaldırmak,
- Kanseri oluşum aşamasında yakalamak, yani olduğunca erken teşhis etmek,
- Oluşan kanser hücrelerinin fazla yayılmadan ve normal doku hücrelerine önemli bir zarar vermeden imha edilmesi, olarak değerlendirilebilir.

Bu bağlamda spesifik olarak tümöre yönelip, tümör hücrelerini öldürüp normal dokuya pek zarar vermeyen ajanlar bulunarak kanser araştırmalarında çok önemli gelişmelerin sağlanabileceği düşünülmektedir.

Normal hücre ile kanser hücresi arasındaki biyokimyasal farklılıklar nedeniyle seçici olarak bazı kimyasal bileşikler, kanser hücrelerinde birikir. Seçimli olarak kimyasal bileşiklerin kanserli hücreyle birleşmesi, kanser araştırma uygulamalarında çok iyi potansiyel oluşturmaktadır. 1960'lı yıllarda 2-metil-1,4-naftokinol-bis- (disodyum fosfat) sentezlenmiş ve radyonüklid ile işaretlenerek radyonüklid terapide etkinliği incelenmiştir. Daha sonra Roche ürünü olarak patent alınan bu bileşik **"SYNKAVIT"** olarak bilinen K_3 vitaminin difosfat türevidir. Synkavit'in kanserli hücrede seçimli olarak birikmesi tümörlü hücredeki **alkalin fosfataz** aktivitesi ile açıklanmıştır (Dendy et al, 1970; Morley et al, 1973). Bu enzim synkavit'i hücre zarında defosforize etmekte ve bu şekilde K_3 kısmı hücre içine girmektedir. Benzer olarak literatürde birçok insan ve hayvan tümörünün değişik türde yüksek enzim aktivitesi gösterdiği açıklanmıştır.

Bazı tümör hücrelerinde bu enzimlerin yüksek aktivitesi bu tümör hücrelerin kanserojen karakteri ile ilgili olabileceği için, bu yönde birçok araştırma yapılmıştır. Bu çalışmaların birçoğu β-glukuronidaz üzerinde yoğunlaşmıştır. Eğer glukuronid toksik bir bileşikle birleşirse, tümörün yüksek β-glukuronidaz aktivitesinden dolayı bu glukuronid deglukuronidasyona uğrar. Dolayısıyla glukuronid'in toksik kısmı yani aglikon hücrenin içerisine girer ve bu toksisite de kanserli hücrenin tahribatına neden olur. Bahsedilen toksik kısım normal doku hücrelerine çok az girer, bunun nedeni ise bazı kanser hücrelerinin normal hücrelere göre daha yüksek β-glukuronidaz aktivitesi göstermesidir. Bu yüksek β-glukuronidaz aktivitesinden yola çıkılarak bazı toksik maddeler seçici olarak kanser hücrelerinin içine yönlendirilebilir. Bu sebepten dolayı β-glukuronidaz aktivitesi yüksek olan bazı tümörlerde değişik glukuronid türevi bileşiklerin anti-kanser özellik gösteren ilaç olarak kullanılabilme imkanları vardır (Biber et al, 2004; Avcıbaşı et al, 2008; Ünak et al,1997).

Günümüzde farklı disiplinlerden birçok bilim adamı ilgisini, kanserin teşhis ve tedavisi için yeni anti-kanser ilaçların bulunmasına yönelik olarak yapılan çalışmalara yoğunlaştırmışlardır. Bu bağlamda yüksek β-glukuronidaz aktivitesi olan kanser hücrelerine bazı radyonüklidler (^{125}I, ^{123}I, ^{131}I, ^{99m}Tc, vb) ile işaretlenmiş bir glukuronid türevi bileşiğin seçimli olarak gönderilmesi halinde, aglikonun toksisitesi ile radyonüklid'in yüksek radyotoksisitesi birleşerek kanser hücrelerinin etkili bir şekilde içten tahrip edilmesi mümkün olabilecektir. Bazı glukuronid türevi bileşiklerinin radyofarmasötik potansiyellerinin incelenmesine yönelik literatürde bazı çalışmalar mevcuttur (Ünak et al., 1996; Ünak et al., 2003; Ünak et al., 2005; Avcıbaşı et al., 2008; Biber et al., 2006; Medine, 2008). Yapılan bu çalışmalar sonucunda bazı işaretli glukuronid türevi bileşiklerin değişik tür kanserlerin teşhis ve tedavisinde iyi bir kullanım potansiyeline sahip oldukları görülmüştür.

Literatürde farklı radyonüklidlerle işaretli BLM türevlerinin kanserin teşhis ve tedavisi üzerine kullanım potansiyellerinin tespit edilmesine yönelik bazı çalışmalar bulunmaktadır (Jallian et al., 2003; Brooks et al., 1999; Nieweg et al., 1982; Higashi et al., 1974; Eckelman et al.,1975; Ryynänen, 2002). Bu çalışmalar incelendiğinde BLM'ye bağlanan radyonüklidlerin genellikle ^{57}Co, ^{55}Co, ^{111}In, ^{123}I, ^{105}Rh, ^{125}I, ^{201}Tl, ^{67}Ga, ^{59}Fe, ^{62}Zn, ^{64}Cu, ^{3}H olduğu ve ^{131}I ile işaretli BLM ile ilgili her hangi bir çalışmanın bulunmadığı görülmektedir.

Jalilian ve çalışma arkadaşları ^{62}Zn ile işaretli BLM'nin fibrosarkoma oluşturulmuş sıçanlardaki biyodağılımını incelemişlerdir. Biyodağılım ve sintigrafi çalışmaları sonucunda ^{62}Zn-BLM kompleksinin fibrosarkoma tümöründe diğer normal dokulara göre daha fazla birikim yaptığı saptanmış ve sonuç olarak, ^{62}Zn-BLM bileşiğinin *in vivo* çalışmalarda görüntüleme ajanı olarak kullanılabileceği söylenmiştir (Jallian et al., 2003).

Brooks ve arkadaşları yukarıdaki çalışmaya benzer şekilde ^{105}Rh-BLM kompleksinin sentezlenmesi, saflaştırılması ve deney hayvanları üzerindeki biyodağılımına ilişkin bir çalışma gerçekleştirmişler ve bu çalışmaların sonucunda bu kompleksin kan plazmadaki stabilitesinin oldukça fazla olduğu ve sarkoma HSN tümörü oluşturulmuş sıçanlarda oldukça yüksek oranda tutulum yaptığı bulunmuştur (Brooks et al., 1999).

Nieweg ve grubu tarafından yapılan bir diğer çalışmada ise ^{55}Co-BLM ve ^{57}Co-BLM bileşiklerinin pozitron kamera kullanılarak akciğer kanserinin teşhis edilmesindeki potansiyellerinin belirlemesine yönelik bazı çalışmalar gerçekleştirilmiştir. Literatürde ^{57}Co-BLM bileşiğinin görüntüleme çalışmaları için diğer bileşiklerden daha üstün olduğu rapor edilmektedir (Higashi et al., 1974; Eckelman et al.,1975). Fakat ^{57}Co'nin yarı-ömrünün, $t_{1/2}$, 270 gün olmasından dolayı bu radyoaktif elemente bir alternatif aranmış ve yapılan bu çalışmada kullanılan ^{55}Co-BLM bileşiğinin akciğer kanserinin teşhisinde ^{57}Co-BLM bileşiğinden daha üstün olduğu tespit edilmiştir (Nieweg et al., 1982).

Krohn ve arkadaşları ^{123}I ile işaretli BLM bileşiğinin farmakokinetiğini ^{111}In-BLM, ^{57}Co-BLM ve ^{67}Ga-sitrat bileşikleriyle karşılaştırarak incelemişlerdir. Yapılan çalışmaların sonucunda ^{123}I-BLM ve ^{57}Co-BLM bileşiklerinin *in vivo* kinetiklerinin benzer olduğu, işaretli bileşiklerin tümör dokusundaki tutulumları karşılaştırıldığında ise ^{123}I-BLM bileşiğinin ^{57}Co-BLM, ^{111}In-BLM, ^{55}Co-BLM bileşiklerinden daha iyi bir tutuluma sahip olduğu saptanmıştır. Dolayısıyla, BLM'nin ^{123}I ile işaretlenmesi sonucu elde edilen bileşiğin etkin bir tümör görüntüleme ajanı olarak kullanılabileceği belirtilmiştir (Krohn et al., 1977). Hau ve grubu ^{111}In ile BLM'yi işaretleyerek bu bileşiğin glioma, hepatoma, mammary adenokarsinoma oluşturulmuş hayvanlar üzerinde ki biyodağılımını incelemişlerdir. Biyodağılım çalışmaları sonucunda

^{111}In-BLM bileşiğinin tümör, kan, beyin, kalp, akciğer, karaciğer, pankreas ve mide deki tutulumunun ^{67}Ga-sitrat'ınkinden daha fazla olduğu tespit edilmiş ve sonuç olarak ^{111}In-BLM kompleksinin iyi bir tümör görüntüleme ajanı olabileceği söylenmiştir (Hau et al., 1984).

Meyers ve arkadaşları ^{123}I radyonüklidi ile BLM'nin A2 ve B2 izomerlerini stokiyometrik olarak eşit miktarlar alınarak kloramin-T, laktoperaz ve iyod-monoklorit yöntemleri ile işaretlemişler ve sonuç olarak en iyi bağlanma verimini %80 olarak iyod-monoklorit yönteminde elde etmişlerdir (Meyers et al., 1975).

Grove ve çalışma grubu bir başka çalışmada kemoterapik ilaç olan BLM'i ^{57}Co, ^{111}In ^{67}Ga, ^{59}Fe ile işaretleyerek Ehrlich karsinoma oluşturulmuş sıçanlar üzerinde biyodağılım çalışması yapmışlardır. Elde edilen deneysel sonuçlara göre ^{67}Ga-BLM ve ^{111}In-BLM'nin kan ve karaciğerden diğer bileşiklere göre daha yavaş atıldığı saptanmış (Grove et al, 1973).

Bir başka çalışmada ise Tonikowski ve ekibi ^{111}In-BLM ve ^{111}In-klorit bileşiklerininin beyin tümörü oluşturulmuş Yale-Swiss sıçanlarında ki farmakokinetiğini incelemişlerdir. Yapılan bu çalışmalarda ^{111}In-klorit bileşiğinin maksimum tümör tutulumu pH: 1.5 da %17 (%ID/g) ^{111}In-BLM bileşiğininki ise %13,5 olarak bulunmuş ve sonuç olarak ^{111}In-BLM ve ^{111}In-klorit bileşiklerinin her ikisinin de iyi bir tümör görüntüleme ajanı olarak kullanılabileceği saptanmıştır (Tonikowski et al., 1987).

Bu bağlamda çalışmamızın amacı literatürde değişik işaretleme yöntemleri ve farklı radyonüklidler kullanılarak işaretlenmiş BLM'yi ve bu tarz bir çalışmada daha önce hiç kullanılmayan BLMG'i konvansiyonel yöntemlerden ve radyonüklidlerden farklı olarak ^{131}I ile işaretlemek ve her iki işaretli bileşiğin radyofarmasötik potansiyellerini deney hayvanları üzerinde incelemektir.

2.0. GENEL BİLGİLER

2.1.Kanser

Kanser, günümüzün en önemli sağlık sorunlarından biridir. Sık görülmesi ve öldürücülüğünün yüksek olması nedeniyle de bir halk sağlığı sorunudur. Tanı olanaklarının gelişmesi ve sağlık kuruluşlarından yararlanma olanaklarının artması ile her yıl daha çok kanser vakası teşhis edilmektedir. Türkiye İstatistik Kurumu'nun 2003 yılı verileri, ölüm nedeni olarak, kalp krizi, kalp yetmezliği, hipertansiyon gibi kardiyovasküler hastalıkların % 42 ile ilk sırada, kanserin ise % 12.9 ile ikinci sırada geldiğini göstermektedir. Uluslararası Kanser Araştırma Merkezi'nin Türkiye ile ilgili 2002 yılı verilerine göre, erkeklerde en sık görülen kanser türleri arasında ilk sırayı % 33.8 ile akciğer kanseri almaktadır. Mide kanseri % 8.7 ile 2.sırada, mesane kanseri % 7.8 ile 3.sırada, barsak kanseri % 6.7 ile 4.sırada, gırtlak kanseri % 5.8 ile 5.sırada, prostat kanseri % 5.5 ile 6.sırada bulunmaktadır. Kadınlarda en sık görülen kanser türü % 24.2 ile meme kanseridir. Bu kanser türünü sırasıyla barsak kanseri (% 9.3), mide kanseri (% 6.9), yumurtalık kanseri (% 5.9), akciğer kanseri (% 5.7) ve lösemi (% 5.4) izlemektedir. Türkiye'de en sık ölüme yol açan kanser türleri ise erkeklerde sırasıyla akciğer kanseri (% 40.2), mide kanseri (% 9.5), barsak kanseri (% 5.5) ve mesane kanseridir. (% 5.4). Kadınlarda kanserden ölümlerde meme kanseri (% 16.7) ilk sırada gelmektedir. Meme kanserini % 9.3 ile barsak kanseri, % 9.1 ile mide kanseri ve % 8.2 ile akciğer kanseri izlemektedir (http://www.turkcancer.org), (www.atonet.org.tr).

2.2. Kanser Tedavi Yöntemleri

Kanser tedavi yöntemleri aşağıdaki gibidir.

- Cerrahi
- Radyoterapi

•Kemoterapi

•Hormonal terapi

•Manyetik ilaç hedefleme

Tedavinin seçimi tümör dokularının ve komşu dokuların muhtemel bölümlerinin kesilip çıkarılması, birleştirilmiş kemoterapi, immünoterapi, radyasyon tedavisi veya bunların bir kombinasyonunu içerebilir. Başarılı bir tedavi için kanser hücrelerinin tamamen temizlenmesi gerekir. Bu sebeple cerrahi müdahale uygulanabilir tedavi seçimidir. Doku çevresi, içeriği ve bölgesine bağlı olarak her zaman cerrahi müdahale mümkün olmayabilir. Bu gibi durumlarda radyoterapi ve kemoterapi gerekli olur. Fakat bu tedavilerin uygulanması sırasında bazı zorluklar gözlenmiştir.

Kemoterapi kanser tedavisi için en yaygın yöntemdir. Kemoterapik ilaçlar çok etkili olmalarına rağmen istenmeyen durumlara sebep olması, nispeten spesifik olmaması ve toksik etki göstermesi gibi dezavantajlara sahiptir. Toksisite terapinin faydasının azalmasına ve istenmeyen etkilere sebep olur (Hafeli et al, 2003). Bir kemoterapi ilacının etkili olabilmesi için her bir tümör hücresine ulaşması ve hücre içerisine girmesi gerekir.

2.2.1. Kemoterapi

Kemoterapi, özellikle çoğalan hücrelere karşı seçici öldürücü etkileri olan, doğal veya sentetik kimyasal, biyolojik ajanlar ve hormonlarla yapılan tedavi şeklidir. 1960'lı yıllara kadar kemoterapi palyatif amaçla, bazı klinik bulguların azaltılması ve hastanın yaşamını biraz daha uzatmak amacıyla kullanılmıştır. Ancak 1960'lı yıllardan itibaren hücre kinetiği bilgileri ve kinetik kavramları kemoterapi protokollerinde uygulanmaya başlanılmıştır. Hücre kinetiği hakkında bilgiler arttıkça yeni ilaçlar laboratuarlarda anti-kanser aktiviteleri açısından araştırılmaya başlanmıştır. Yeni bir ilaç geliştirilirken önce hayvanlar üzerinde tolere edilebilen toksisiteleri araştırılmakta daha sonra çeşitli tümörlerdeki etkinliğine ve elde edilen yanıt oranlarına bakılmaktadır. En son olarak ise randomize edilmiş hastalarda kullanılarak sonuçların değerlendirmesi yapılmaktadır (Akyol, 2004).

2.2.2. Kanser Tedavisinde Kemo- ve Radyo- Terapinin Birleştirilmesi

Kanser tedavisinde kemo- ve radyo- terapinin birlikte kullanılması yeni bir yöntem olup, bu uygulamada prodrug'ın aglikon kısmının sitotoksitesi ile bu aglikona bağlı uygun bir radyonüklid'in (^{125}I, ^{123}I gibi) radyotoksisitesinin aynı prodrug (ön ilaç) üzerinde birleştirilmesi amaçlanmaktadır. Bu tedavi yönteminde radyonüklid ile prodrug'ın sırasıyla sitotoksik ve radyotoksik etkileri aynı tümör hücresi içerisinde konsantre edilerek hasarın belli bir şekilde artması sağlanabilir. Etkili bir prodrug yüksek radyotoksik karaktere sahip uygun bir radyonüklid (^{125}I, ^{123}I, ^{211}At vb) ile işaretlenebilir. Böylece aglikon ve radyonüklid birlikte seçimli olarak kanser hücresine taşınabilir.

Bu yöntemin en önemli noktalarından biri de radyonüklid tarafından yayılan nükleer radyasyonun tümör hücrelerinde etkili lokal bir hasara sebep olabilmesidir. Fakat burada önemli bir husus, aglikona bağlı radyonüklid'in saldığı radyasyonun menzili uzun ise, normal hücrelerin de ciddi bir şekilde hasar görebilmesidir. Bu sebepten dolayı, radyonüklid tarafından yayılan nükleer radyasyonların kısa menzile sahip olması ve tümör dokusunda yüksek lineer enerji transferine (LET) sebep olması istenir. Bu bağlamda Auger elektronları ve α-ışını salan radyonüklidler kullanılarak işaretleme yapmak uygun olur. Bu şekilde prodrug α-radyasyonu

veya Auger elektronları salabilen bir radyonüklid ile işaretlenebilirse bu işaretli prodrug kanser tedavisi uygulamalarında geniş bir uygulama potansiyeline sahip olabilir (Ünak, 2000).

2.3. Yaşam Döngüsü (Hücre Siklusu)

Kemoterapi prensiplerini ve nasıl etki ettiklerini anlamak için öncelikle normal yaşam döngüsünün (hücre siklusu) bilinmesi çok önemlidir. Yaşam döngüsünün başlıca 5 önemli fazı vardır:

1. G0 fazı: Mitoz sonrası hücrelerin dinlendikleri ve hücre bölünmesine aktif olarak katılmadıkları devredir. Bu fazda kemoterapötik ajanların etkisi yok denecek kadar azdır. Normal hücreler zamanlarının çoğunu G0 fazında geçirirler, bir uyarıcının etkisiyle çoğalan hücre haline geçebilirler.
2. G1 fazı: Uyarılma sonucunda başlar. Hücre üreme için gerekli olan RNA, enzimler ve diğer proteinler sentez edilir. Hücre bu dönemde kemoterapiye hassastır.
3. S fazı: Yeni DNA sentez edilir, hücre bölünmeye hazırlanır. Hücre bu fazı etkileyen ilaçlara hassastır.
4. G2 fazı: Mitoz için gerekli protein ve RNA sentezi hızlanır.
5. M fazı: Mitoz fazıdır. Dört safhada iki yeni hücre oluşur. Bu iki yeni hücre ya yaşam döngüsüne girer (G1) ya da kemoterapiye dirençli olarak G0 fazında istirahate çekilirler. Aslında kanser hücreleri ve normal hücreler benzer hücre sikluslarına sahiptirler. Kanser hücresiyle normal hücre arasındaki en önemli fark, kanser hücrelerinde proliferasyonu frenleyen mekanizmanın bulunmaması ve organizmayı ölüme götüren duraksız bir proliferasyon (çoğalma) içinde olmasıdır.

2.4. Kemoterapötik İlaçlar ve Özellikleri

Kemoterapötik ilaçları etkilerine göre iki grupta inceleyebiliriz.

- **Hücre Siklusuna Bağımlı İlaçlar:**

S fazına dönük ilaçlar (Antimetabolitler): Hücre metabolizmasını ve DNA sentezini bozarak etki ederler. Methotrexate, 5-Flourouracil, Cytarabine, Procarbazine, 6 Tyoguanin, 6 Mercaptopurine gibi.

M fazına dönük ilaçlar (Bitki alkoloidleri): Ana hücreden iki yavru hücre oluşmasını engellerler. Vincristine, Vinblastine bu gruptandır.

G2 fazına dönük ilaçlar (Anti-tümör antibiyotikler): RNA, DNA ve protein sentezini etkilerler. Bleomisin, Acytinomycin-D, Daunorubisin gibi.

- **Hücre Siklusuna Bağımsız İlaçlar:**

  Alkilleyici ajanlar: Hücre çekirdeğini, DNA ve RNA sentezini etkilerler. Hızlı çoğalan hücrelerin ölümüne yol açarlar.

  Nitrojen mustard, Cisplatin, Cyclophashamide, Procarbazine gibi hormonlar:

  Tümör ortamını değiştirerek büyüme ve çoğalmayı engellerler, protein sentezini bloke ederler.

  Estrojenler, Kortikosteroidler gibi antibiyotikler: DNA replikasyonunu bozarlar. Adriamisin gibi.

Çizelge 2.1. Hücre çekirdeği ve ribozomlarda DNA, RNA ve protein sentezi ile ilgili basamaklar ve bazı antineoplastik ilaçların etki yerleri (Kayaalp,1984).

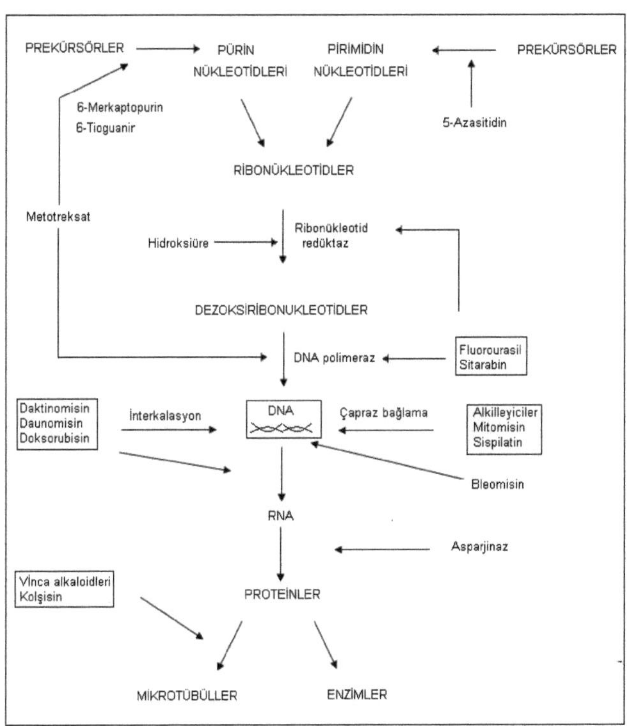

2.5. Bleomycin

Bleomycin (BLM) 1962 yılında Dr. Hamao UMEZAWA ve arkadaşları tarafından *Streptomyces verticillus*'un bir mayalanma ürünü olarak keşfedilmiş önemli bir glikopeptid yapılı antibiyotiktir. BLM'in iki türü vardır. Bunlar BLM A2 ve BLM B2'dir (Şekil 1). Her ikisinin sitotoksik etkileri DNA fragmentasyonuna neden olma yeteneklerinden kaynaklanır (Wu et al, 2007; Morel et al, 2007; Weng et al, 2007; Brahim et al, 2007; Bolzan et al, 2007;Tam et al, 2007). BLM DNA'ya bağlanarak pürin ve pirimidin bazlarının ayrılmasına neden olur, DNA sentezini inhibe eder ve daha az bir derecede de RNA ve protein sentezi inhibisyonuna ve hücre döngüsünde hücrelerin G2 fazında kümelenmesine neden olur (Zuckerman et al,1986). Geç G1, erken S ve M dönemlerinde de etkilidir. Mide ve barsak kanalından pek absorbe edilmez. Hastalarda parenteral uygulanır ve vücutta kolayca dağılır. Cilt ve akciğer hariç, diğer dokularda çabuk inaktive edilir. Önemli ölçüde böbreklerden ıtrah suretiyle elimine edilir.

Etki spektrumu oldukça geniştir. Anti-tümör ajan olarak Hodgkin lenfoma, squamous sarkoma, germ hücreli tümör, testis kanseri, baş ve boyun kanserlerinin tedavilerinde kullanılmaktadır (Jin et al, 2007). BLM'nin üstünlük teşkil eden bir özelliği de kemik iliğine yaptığı hasarın hafif olmasıdır.

En önemli toksik etkisi akciğerde pnömoni yapmasıdır. Bu durum akciğer fibrosisine dönüşebilir (Celikezen et al, 2008; Ozyurt et al, 2007; Özyurt et al, 2006; Zhoua et al 2007; Pinart et al, 2007). Hiperpigmentasyon, ciltte kalınlaşma, el ayası ve dirseklerde hiperketaroz gibi cilt lezyonlarına sıklıkla sebep olmaktadır. Oldukça sık olarak bulantı, kusma, alopesi ve alerjik reaksiyon (ateş, üşüme titreme, cilt döküntüleri) yapar.

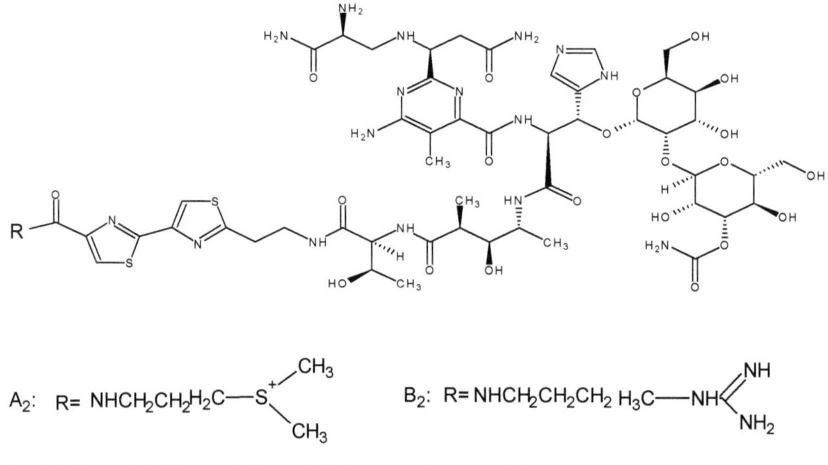

A_2: R= $NHCH_2CH_2H_2C—S^{+}(CH_3)_2$ B_2: R= $NHCH_2CH_2CH_2\ H_3C—NH—C(=NH)NH_2$

Şekil 2.1. BLM'nin A2 ve B2 izomerlerinin kimyasal yapısı.

2.6. Kalite Kontrol Çalışmalarında Kullanılan Kromatografik Yöntemler

2.6.1. Kromatografi

Kromatografi, bir durgun ve bir hareketli faz arasında moleküllerin diferansiyel etkileşimlerine dayalı bir ayırma tekniğidir. Durağan faz sıvı veya katı olabilir diğeri ise sıvı veya gaz olabilir. Ayrılacak maddeler, durgun ve hareketli fazlar arasında belirlenen bir yönde hareket ederek dağılırlar. Farklı maddeler farklı derecelerde dağılırlar ve bundan dolayı biri diğerinden ayrılır. Kromatografi diğer yöntemlerle ayrılması zor hatta imkânsız olan birbirine çok benzer bileşiklerin ayrılmasına da olanak sağlar (Telefoncu et al, 2000).

2.6.1.1. İnce Tabaka Radyokromatografisi (TLRC)

Radyofarmasötiklerin radyokimyasal saflığının saptanması için çok geniş çapta kullanılan bir yöntemdir. TLC plakaları, destek maddesi (alüminyum, plastik, cam gibi) üzerine bir adsorbanın kaplanmasıyla oluşmuştur. Adsorban maddeleri ise çoğunlukla selüloz, silikajel ve alüminyum oksit gibi maddelerdir. Bu yöntemde tabanından yaklaşık 0.5-1 cm yükseklikte merkez noktaya örnek uygulanmış olan ince tabaka şeridi, içinde uygun bir çözgen bulunan tank içerisine batırılır. Bu tankın çözgenle doyurulmuş bir atmosfere sahip olması gerekir. Çözgen *hareketli*, adsorban ise *durgun faz* olarak adlandırılır. Çözgen çözünebilen radyofarmasötiklerin adsorban boyunca taşınımını sağlarken durgun fazın elektrostatik çekim kuvvetleri çeşitli radyokimyasal özelliklerin taşınımını geciktirir. Bu etki radyokimyasal özelliklerin hareketli fazla farklı çözünebilirliğe sahip olmasından dolayı farklı hızlarda taşınımına sebep olur. Böylece adsorban boyunca radyofarmasötik ve radyokimyasal safsızlıklar ayrılmış olur. Bu radyokimyasalların farklı özelliklere sahip olmaları nedeniyle durgun ve hareketli fazlar arasındaki ilişkiye göre farklı dağılım gösterirler. Çoğunlukla kullanılan çözgenler; hekzan, kloroform, dietil eter, etil asetat, n-bütanol, aseton, izopropil alkol gibi organik maddelerdir. Bu çözgenler bir veya birkaç çözgenin bileşiminden oluşan sistemler de olabilir.

Tank içinde bulunan TLC şeritinde çözgen istenilen mesafeye taşındıktan sonra, şerit tanktan çıkarılır. Oda sıcaklığında kurutulur ve şerit orijinden itibaren 5 mm parçalar halinde kesilir. Her bir parça sintilasyon detektöründe sayılır ve sayıma (cps) karşı kat edilen mesafe grafiği çizilerek kromatogramlar elde edilir.

Her bir radyokimyasal bileşenin taşınım mesafesi R_f (relative front) değeriyle ifade edilir. Bu mesafeler orijinden çözgenin taşındığı nokta ve radyokimyasal bileşenlerin konsantre olduğu mesafe orijinden ölçülerek tespit edilir.

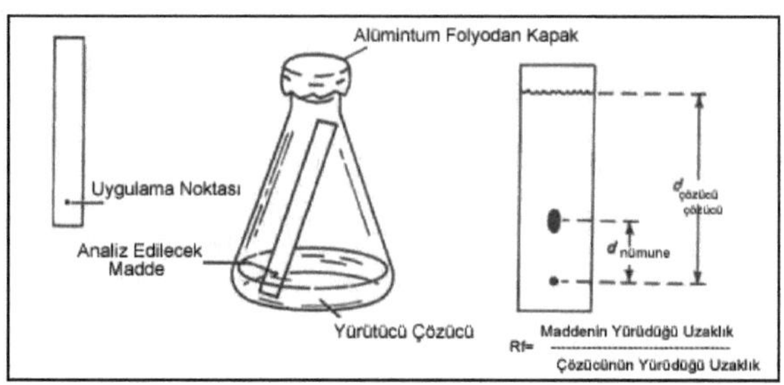

Şekil 2.2. İnce tabaka kromatografisi (TLC).

Tespit edilen R_f değerleri radyofarmasötiğin radyokimyasal saflığının hesaplanmasında önem taşırlar (Yurt, 1998).

2.6.1.2. Yüksek Performans Sıvı Kromatografisi (HPLC)

Yüksek performans sıvı kromatografisi (High Performance Liquid Chromatography) en yaygın olarak kullanılan analitik tekniklerden biridir.

HPLC'de bir karışımdaki bileşenlerin ayrılmasında sıvı hareketli faz kullanılır. Bu bileşenler ilk olarak çözgende çözünürleştirilirler ve daha sonra yüksek basınç altında kromatografi kolonundan geçmeye zorlanırlar. Kromatografik bir kolonun ayırma gücü; kolon boyu ve uzunluk başına teorik plaka sayısı ile artmaktadır. Ancak kolon uzunluğunun artması pik yayılmasına sebep olmaktadır. Teorik plaka sayısı ise sabit fazın küçük parçacık boyutuna sahip olması ayırma gücünü iyileştirmektedir. Ancak parçacık boyutu küçüldükçe, hareketli fazın akışına direnç büyür. Bu ise kolonda geri basınç oluşturur ve stasyoner fazın matriks yapısına zarar verir. Böylece elüent akışı ve ayırma gücü azalır. Son yıllarda kolon kromatografi teknolojisindeki gelişme ile yüksek basınçlara dayanıklı kolon dolgu maddeleri ile yüksek basınç altında çalışabilen sistemler geliştirilmiştir. Başlangıçta basınç, modern sıvı kromatografisinin temel kriteri olarak düşünülmekteydi ve bu nedenle *Yüksek Basınç Sıvı Kromatografisi* olarak adlandırılmaktaydı. Ancak bu günümüzde geçersiz kabul edilmektedir. Çünkü yüksek performans yalnız basıncın değil birçok faktörün birleşmesiyle ortaya çıkmaktadır. Bu faktörler:

- Dar bir dağılım aralığında çok küçük partiküllerin kullanılması,
- Uniform gözenek boyutu ve dağılımı,
- Yüksek basınçta kolon paketleme,
- Doğru, düşük hacimli örnek enjektörleri,
- Duyarlı, düşük hacimli dedektörler,
- İyi pompalama sistemi kullanımı

olarak sıralanabilir. Bu nedenlerden dolayı *Yüksek Performanslı Sıvı Kromatografisi* terimi kullanılmaktadır.

HPLC'nin diğer klasik tekniklere göre kıyaslaması yapıldığında küçük boyutlu paslanmaz çelik kolonların kullanılması, partikül boyutları çok küçük (3.5-10 μm) matrikslerin kullanılması, yüksek iç basınç ve kontrollü akış hızı sağlanabilmesi, örnek gereksinimlerinin az olması, sürekli akış dedektörleri ile küçük miktarların tayinine olanak sağlaması, otomasyona müsait olması, hızlı analiz ve yüksek ayırma gücüne sahip olmaları nedeniyle çok yönlü uygulamalara daha açık olduğu görülmektedir. Kromatografik ayırma işlemi örnek moleküllerinin hareketli faz ve sabit faz arasında paylaşımından ibarettir. Ayırma performansı bileşenin alıkonma ve band genişleme faktörüne bağlıdır. Band genişleme genelde bir kinetik parametredir ve adsorbanın partikül büyüklüğü, porosite (gözenek) boyutu, kolon boyutu, şekli ve doldurma performansına bağlıdır. Diğer yandan alıkonma, bu parametrelerin yanı sıra moleküler yüzey etkileşimleri ve toplam adsorbent yüzeyine de bağlıdır.

Kromatografik alıkonmayı bulmanın en kolay yolu ilgili bileşiğin enjeksiyon noktası ve dedektör cevabının maksimumları arasındaki zamanın ölçümüdür. Bu parametre genelde *alıkonma zamanı (Retention time,* R_t*)* olarak adlandırılır. R_t elüentin akış hızı ile ters orantılıdır. HPLC cihazları genelde, hareketli faz deposu, pompa, enjektör, kolon, dedektör ve kaydedici (veya veri sistemi) içerirler. Sistemin kalbi ayırmanın gerçekleştirildiği kolondur. Sabit faz μm boyutlu poröz partiküllerden oluşur, bu nedenle hareketli fazın kolondan geçişi için yüksek basınç pompalarına ihtiyaç vardır. Kromatografik işlem kolona örneğin enjeksiyonu ile başlar. Bileşenlerin ayrılması analit ve hareketli fazın kolona pompalanması ile devam eder. Ayrılarak elüe olan her bir komponentin pikleri kaydedilir. Elüe olan bileşenlerin dedeksiyonu önemlidir. Kullanılan dedektöre göre seçimli veya üniversal olabilir. Her bir komponent için alınan dedektör cevabı bir kaydedici veya bilgisayar ekranında kromatogram olarak görüntülenir. Kromatografik verilerin toplanması, saklanması ve analizi, bilgisayarlar ve diğer data işlemcileri kullanılarak yapılır (Telefoncu et al., 2000).

2.6.1.3. Sıvı Kromatografisi (LC)

Kromatografik yöntemlerle, kimyasal ve fiziksel özellikleri birbirine çok yakın bileşenlerden oluşan karışımları, tümüyle, kolayca ve kısa sürede ayırnak olanaklıdır. Kromatografide durgun faz, bir katı veya katı yüzeyine kaplanmış bir sıvı fazdır. Durgun fazın üzerinden akan hareketli faz ise bir gaz veya sıvı fazdır. Hareketli fazın sıvı olduğu kromatografi türüne *Sıvı Kromatografisi* denir. MS özellikle çok çeşitli organik maddelerin su ve atık su içerisinde analiz edilmesinde LC ve GC ile birlikte kullanılan bir yöntemdir. MS aslında bir cihazdır ve LC veya GC'ye verilen numunedeki molekülleri veya iyonları kütlelerine göre sınıflandırabilen bir cihazdır. Analizi yapılacak madde hızlı elektron akımları ile bombardıman edilerek buharlaştırılıp iyonize edilirler ve oluşturulan elektrik akımı yardımı ile iyonize hale gelen iyonlar bu elektrik alan yardımı ile gaz akımından çekilirler ve seçilen uygun bir detektör yardımı ile hem nitelik hem de nicelik olarak farklı ağırlıklardaki partiküller kaydedilir. MS sisteminde m/z oranı önemlidir. Her bir organik molekülün parçalanması için belirli bir yük alma kapasitesi yani, m/z değeri vardır. Bulunan (m/z) değerlerinden yararlanılarak bileşiğe ait fragmanlar bulunabilir (Medine, 2008).

2.7. Lipofilite

Lipofilite, bileşiğin lipit faza ilgisidir ve bileşiğin *in vivo* lipit biyolojik membranları geçme kabiliyetini gösterir. Biri su diğeri organik olmak üzere (birbiri içinde çözünmez) iki sıvı arasında test edilen bileşiğin dağılma katsayısı olarak ölçülür. Standart organik faz olarak n-oktanol tercih edilir. $\frac{C_{n-oktanol}}{C_{su}}$ oranı P dağılım katsayısı olarak verilir ve kantitatif yapı-dağılım ilişkilerinde bu değer log P olarak ifade edilir.

Hidrofilik safsızlığın küçük miktarı kompleksin lipofilite değerindeki gözlenen dağılma oranını önemli derecede düşürebilir (Yurt, 1998). n-Oktanol, basit bir fosfolipid membran modeli olarak seçilen bir organiktir. Fakat ilacın kan-beyin bariyeri veya deri içine girişini tahmin etmekte ciddi kusurlar göstermektedir. Lipofilite, ilaç bileşiğinin biyolojik sistemde dağılımını tahmin etmekte kullanılan çok yararlı bir parametredir. Peptidlerin, proteinlerin ve enzimlerin biyolojik aktivitesini, ilaç dağılım bilgisini ve dozaj formulasyonunun saptanması için hidrofobite ve lipofilite önemlidir. Peptid'in biyolojik transport özelliklerini anlamada $\frac{n-oktanol}{su}$ ile çoğu zaman iyi bir yol göstericidir. Peptidlerin çoğu hidrofilik özelliğe sahiptir (Ertay, 2004).

2.8. Radyofarmasötik

Radyofarmasi, radyofarmasötiklerin hazırlanması, kalite kontrolü ve uygulanması ile uğraşan bilim dalıdır. Radyofarmasötikler ise insanlarda teşhis ve tedavi amacı ile kullanılan bileşiminde radyonüklid içeren ilaçlardır.

Günümüz Nükleer tıbbında hemen hemen radyofarmasötiklerin % 95'i teşhis % 5'i ise tedavi amacıyla kullanılır. Radyofarmasötikler pek çok durumda izleyici miktarlarda kullanıldıkları için farmakolojik etkiye sahip değillerdir. Bu durumlarda herhangi bir doz-cevap ilişkisi göstermezler ve böylece de konvansiyonel ilaçlardan farklılık gösterirler. İnsanlara verildikleri için steril, pirojensiz olmalıdırlar ve bir konvansiyonel ilaç için gerekli tüm kalite kontrol ölçümlerine tabidirler.

Radyofarmasötik terimi yaygın olarak kullanılmasına rağmen *radyoizleyici*, *radiodiagnostic agent*, *işaretli izleyici* gibi terimler de çeşitli gruplar tarafından kullanılmıştır. Sonradan kullanılan bu isimlendirmeler, bu bileşiklerin gerçek anlamda ilaç olarak değil primer olarak teşhis amaçlı ajanlar olarak kullanıldıklarını savunur. Bu görüşlerin aksine, FDA (Amerikan

Gıda ve İlaç Kurumu) radyofarmasötikleri, teşhis veya tedavi ajanları olmalarına bakmadan ilaç olarak kategorize eder. Dikkat edilmesi gereken bir diğer nokta da radyokimyasallar ile radyofarmasötikler arasındaki farklılıktır. Radyokimyasalların sterilite ve nonpirojenite eksikliğinden dolayı insanlara verilmesi uygun değildir. Diğer taraftan radyofarmasötikler steril ve nonpirojendirler ve insanlara güvenle verilebilirler. Radyokimyasallar steril ve nonpirojen hale getirilseler bile ilaç ruhsatlama ile ilgili ulusal ve uluslararası mevzuatlar tamamlanmadan radyofarmasötik olarak kullanılamazlar.

Bir radyofarmasötik; radyonüklid ve ligand olmak üzere iki kısımdan oluşur. Radyofarmasötiklerin kullanışlılığı bu 2 kısmın özellikleri ile belirlenir. Bir radyofarmasötiğin dizaynında öncelikle bir organ içinde lokalize olacak veya organın fizyolojik fonksiyonuna katılacak ligand seçilir. Daha sonra uygun bir radyonüklid, seçilen liganda takılır, bu işleme *işaretleme* denir. Radyofarmasötiğin verilmesinden sonra, ondan yayılan radyasyonlar bir radyasyon dedektörü ile algılanır. Böylece morfolojik yapı veya organın fizyolojik fonksiyonu belirlenebilir. Bir radyofarmasötiğin insana verilmesi için güvenli ve nontoksik olması gereklidir. Vücuda verilen radyofarmasötiklerden yayılan radyasyonlar gama kamera ile kolayca saptanabilir (Durkan, 2008).

2.9. Radyoaktif İyod İzotopları

2.9.1. İyod-131

İyod periyodik tabloda halojenler olarak bilinen VII A gurubunun bir üyesidir. Doğal iyod'un atom numarası 53, nötron sayısı 74 ve kütle numarası 127 dir. Yapay iyod izotopları nötron sayısı 74 den az veya fazla olacak şekilde yapılır. İyod'un 115 den 141 kütle numarasına kadar radyoizotopları vardır. Nükleer tıp çalışmaları için iyod'un en uygun radyoizotopları ^{123}I, ^{124}I, ^{125}I ve ^{131}I dir (Avcıbaşı, 2004).

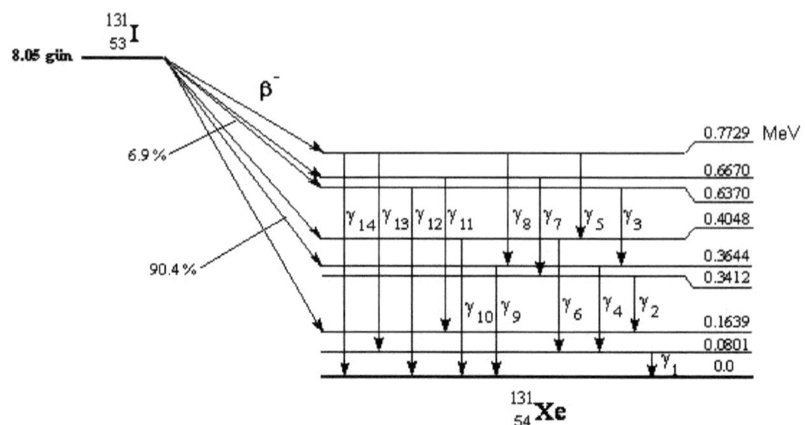

Şekil 2.3. ^{131}I'in bozunma şeması (Dilman, 1975).

^{131}I'in nötron sayısı ^{127}I'den 4 nötron fazladır. ^{131}I izotopu nötron bolluğu sebebiyle negatif beta bozunumu yapar ve kararlı ^{131}Xe izotopu oluşur (Şekil 2.3). ^{131}I ve ^{131}Xe' in temel enerji düzeyi arasındaki değişim enerjisi 971 keV dir. ^{131}I'in bozunumunda birkaç β geçişi mevcuttur. Şekil 2.3'de gösterildiği gibi, maksimum enerjisi 607 keV olan β-ışını salınır ve bu enerji β ve antinötrino $(\bar{\upsilon})$v arasında paylaşılır ve 364 keV'lik γ-ışını olarak uyarılmış ^{131}Xe çekirdeğinin temel düzeye geçişinde salınır. γ-ışınlarının enerjisi yüksek olması sebebiyle görüntülemede yüksek enerjili kolimatörler kullanılır. ^{131}I yaptığı β ışıması nedeniyle terapi için uygun bir radyonüklid olmakla birlikte görüntüleme çalışmalarında da kullanılabilmektedir. ^{131}I'in yarı ömrü 8 gündür. Bu süre kullanılmak istenen radyofarmasötiği ticari olarak hazırlamak için uygun bir raf ömrüdür. ^{131}I β salınımından doğan yüksek radyasyon dozundan dolayı görüntüleme için kullanılmaz. Bunun yanında tiroid kanserlerinin tedavisinde yüksek dozda kullanılmaktadır. ^{131}I'in avantajları şu şekilde sıralanabilir; ekonomiktir, 364 keV'lik γ-radyasyonu ideal bir görüntüleme radyonüklidine göre yüksek olmakla birlikte organ görüntüleme için kullanılabilir ve γ-ışınları pahallı olmayan sintilasyon dedektörleri ile dedekte edilebilir (Yurt, 1998; Kowlsky and Perry, 1987).

^{131}I U-235'in fisyonundan aşağıdaki reaksiyona göre reaktörde üretilir (Kahn and Kleinberg, 1977).

$$^{235}U\ (n,f)\ ^{131}Te \xrightarrow{\beta^-} {}^{131}I$$

$$^{130}Te\ (n,\gamma)\ ^{131}Te \xrightarrow{\beta^-} {}^{131}I$$

2.9.2. İyod-125

^{125}I çekirdeği 53 proton ve 72 nötrona sahiptir. Nötron sayısı ^{127}I'den 2 nötron daha azdır. ^{125}I nötron eksikliği nedeniyle elektron yakalama (EC) bozunumuna uğrar ve yarı kararlı ^{125m}Te'e dönüşür (Şekil 2.4). Bu bozunumda geçiş enerjisi 178 keV dir. 178 keV enerjiye sahip olan nötrino (ν), uyarılmış ^{125}Te'in geçişinde 143 keV'lik enerji taşır ve ^{125}Te'in temel düzeyine geçişinde 35 keV'lik γ ışını salınır.

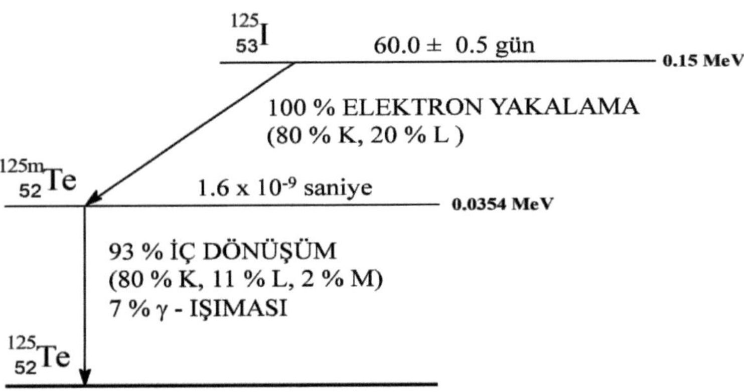

Şekil 2.4. ^{125}I'in bozunma şeması (Charlton and Booz 1981).

^{125}I'in yarı ömrünün uzun olması ve düşük gama ışıması nedeniyle radyoimmunoassay gibi *in vitro* çalışmalar için uygun bir radyonüklittir. Bu sebeple ^{125}I, ^{131}I'e göre radyoişaretleme kullanımı için daha uygundur. Ayrıca β radyasyonunun olmaması nedeniyle de radyolitik bozunması azdır (Yurt, 1998).

Reaktörde üretilir ve üretim metotları aşağıdaki reaksiyonlarda olduğu gibidir (Kahn and Kleinberg, 1977).

$$^{124}Xe\ (n,\gamma)\ ^{125}Xe \longrightarrow {}^{125}I$$

$$^{125}Te\ (p,n) \longrightarrow {}^{125}I$$

$$^{125}Te\ (d,2n) \longrightarrow {}^{125}I$$

2.10. İyodinasyon Metodları

I^+ oluşturmak için bazı radyoiyodinasyon metodları kullanılır. Bunlardan en çok kullanılanları aşağıda verilmiştir (Amersham, 1993).

1. İyod metodu: Bu metodda protein % 10-30 arasında denatüre olur. Çünkü ortamda soğuk iyod vardır. İşaretli ürünün spesifik aktivitesi epeyce azalmıştır.

$$I_2 + KI + {}^{131}I_2 + 2RH \longrightarrow R^{131}I + K^{131}I + RI + 2HI,\ \text{RH:organik bileşik}$$

2. İyod monoklorid metodu: Radyoaktif iyod, seyreltik HCl içinde stabil ^{127}I ile denge halindedir. Başlangıçta bileşiğe özel pH ve ısıda direkt olarak eklenir. Bağlanma verimi % 50-80 arasındadır.

3. Kloramin T metodu: Kloramin T, N-monokloro-p-toluensulfonamidin'in sodyum tuzudur ve orta derecede yükseltgen bir ajandır. Bu metod'da önce $Na^{131}I$ ve yükseltgen ajan olarak kloramin T katılır. Sonra bu işaretlenecek bileşiğe eklenir. Bu metodda stabil ^{127}I yoktur. Bağlanım yüzdesi yaklaşık %90 civarındadır. Yalnız kloramin T reaktif substans olduğundan proteinleri denatüre edebilir. Bu nedenle bazen orta derecede yükseltgen olan sodyum nitrit veya sodyum hipoklorit yerine kullanılabilir.

4. Elektrolitik metod: Bağlanacak bileşik ve radyoaktif iyod karışımı elektroliz edilir. Bağlanma verimi yaklaşık % 80 civarındadır.

5. Enzimatik metod: Bu metodda radyoaktif iyod ve işaretlenecek bileşik karışımına laktoperoksidaz, kloroperoksidaz veya nM düzeyde hidrojenperoksit ilave edilir. Hidrojen peroksit radyoaktif iyodu reaktif iyoda yükseltger. Proteinde denatürasyon veya organik bileşikte değişim minimal düzeydedir. Bağlanma verimi % 60-85 arasındadır.

6. Konjugasyon metodu: Bu metodda başlangıçta N-süksimidil-3-(4-hidroksifenil)-propiyonat (NSHPP), kloramin T metodu ile radyoiyodlaştırılır ve karışımdan ayrılır. Kuru benzende radyoiyodlanmış N-SHPP ticari olarak elde edilebilir. Bağlanma verimi yüksek değildir. Proteinde denatürasyona veya organik bileşikte değişime neden olmaz.

7. Demetalasyon metodu

8. İodojen metodu

9. İyodo-bead metodu diğer uygulanan yöntemlerdir.

2.10.1. İodojen yöntemi

İodojen'in (1,3,4,6-tetrakloro-3α,6α-difenil-glikouril) (Şekil 5) kendisi suda çözünmez ancak sulu çözeltilerde heterojen olarak iyod'un yükseltgenmesini sağlayarak hızlı iyodinasyonu sağlar. Bu nedenle bu yöntemde yan reaksiyonlar ihmal edilebilir düzeydedir. İodojen ile iyodür'ün oksidasyonu gerçekleşerek (I^+) üretilir ve aromatik halkaya elektrofilik yer değiştirmeyle iyodun bağlanması gerçekleşir (Ünak et al, 1997). Şüphesiz ki radyoiyodlanmış iodojen bir organik solvent ile kolaylıkla cam yüzeyden alınabilir. İodojen kloroformda veya diklorometanda çözünmesi ve kloroformun uçurulmasıyla iyodinasyonun yapıldığı kabın duvarlarında tabakalaşmayı sağlar ve reaksiyon katı fazda iodojen'in bulunduğu kapta reaksiyon çözeltisi ayrılarak sonlandırılır. Sonuç olarak bir kimyasal bileşiğin elektrofilik sübstitüsyon üzerinden radyoiyonidasyonu için iyi özellikleri olmaması durumunda, iodojen'in kendi kendine radyoiyodlanması söz konusu olacaktır ve bu nedenle radyoiyonidasyon verimi azalır (Ünak et al, 2001). ^{131}I ile işaretli anti-body bileşikler kanser tedavisinde yaygın olarak kullanılmaktadır. Genellikle radyoaktif iyod ile işaretleme iodojen yöntemiyle basit bir proses ile gerçekleştirilir. Serbest iyod birikimi kolaylıkla ortadan kaldırılabilir. Önceden hazırlanmış tüplerin 0-5ºC'de altı ay muhafaza edilebileceği rapor edilmiş olmakla birlikte 3 aydan uzun sürelerde verimin düştüğü gözlenmiş (Medine, 2008).

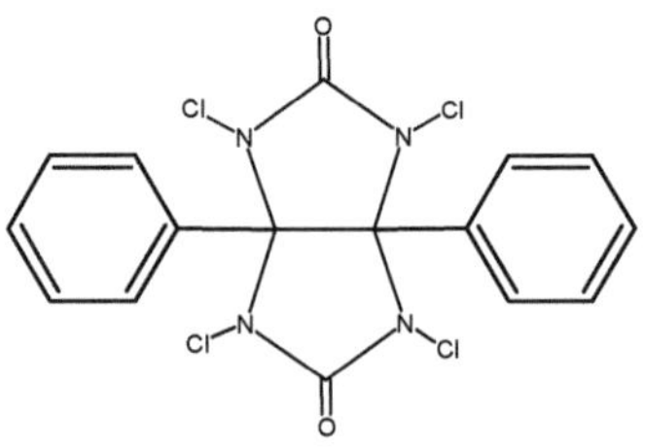

Şekil 2.5. İodojen'in kimyasal yapısı.

2.11. Enzimler ve Genel Özellikleri

Biyolojik sistemlerde meydana gelen kimyasal reaksiyonları katalizleyen veya hızlandıran protein yapısındaki spesifik maddelere *Enzim* denilir. Enzimler canlı hücreler tarafından sentez edilen protein yapısında maddelerdir. Bu proteinlerin karakteristiğini çok spesifik olmaları teşkil eder. Yani, enzimler çoğunlukla belirli maddeler arasındaki reaksiyonları katalize ederler. Enzimlerin etki yaptıkları maddeler genellikle sadece tek ve belirli bir maddedir. Bazen enzimler birbirlerine çok yakın özellikler gösteren maddelere de etki yapabilirler. Enzimin protein yapısı etki yapacağı maddeyi ve katalize edeceği reaksiyonun şeklini tayin eder. Pek az enzim mevcut protein yapıları ile etkili olurlar, çoğunlukla enzimlerin etkili hale geçebilmeleri için aktive edici bir ek maddeye ihtiyaçları vardır (Bingöl, 1977). Enzimin spesifik olarak etki yaptığı maddeye *Substrat* denilir. Enzimatik bir reaksiyon sonucu substrattan oluşan maddeye *Ürün* adı verilir. Enzimler etkinliği yüksek olan moleküller olup milyonlarca substrat molekülünün reaksiyonunu hızlandırabilmektedir (Biber, 2004).

2.12. Biyotransformasyon

Biyotransformasyon canlı bir organizmanın bir molekülde kimyasal değişiklikler oluşturma sürecidir. Yağda çözünebilen (lipofilik) ilaçlar biyolojik membranlardan kolaylıkla geçerek etki yerlerine ulaşırlar. Yağda çözünürlük ilacın vücuttan atılımını (eliminasyon) kısıtlar. İlaçların yapısal değişikliğe uğramadan böbrekler yoluyla atılmaları toplam ilaç eliminasyonunda büyük bir rol oynamaz. Çünkü lipofilik maddeler böbreklerde glomerüler filtrasyona uğradıktan sonra büyük oranda renal tübüllerden geri emilirler. Bu nedenle, endojen olarak üretilmeyen, vücuda yabancı, farmakolojik, endokrinolojik veya toksikolojik aktivitesi olan maddeler (Ksenobiyotikler) biyolojik aktivitelerinin sonlandırılması ve vücuttan atılmaları için suda çözünme özelliği yüksek hidrofilik maddelere dönüştürülmeleri gerekir. Biyotransformasyon işlevsel açıdan kısaca *polarizasyon* olarak da tanımlanabilir. Biyotransformasyon reaksiyonları sonucu genellikle vücuttan atılımı kolay olan polaritesi yüksek ve inaktif metabolitler olusur (Detoksifikasyon). Bunun yanı sıra, ilaçlardan inaktif metabolitlerini olusturan birçok metabolik biyotransformasyon reaksiyonları vücutta sentezlenen (Endojen) bilesikleri biyolojik aktivitesi olan metabolitlere de dönüştürebilirler (Biyoaktivasyon).

İlaçların metabolik dönüşümleri genellikle enzimler aracılığı ile gerçekleşir. Bütün dokularda bir ölçüde metabolik aktivite olmakla birlikte ilaç biyotransformasyonunda rol oynayan enzim sistemlerinin bulunduğu temel yer karaciğer'dir. Böbrekler, mide-barsak kanalı, deri ve akciğerler de önemli metabolik kapasitesi olan diğer organlardır.

İlaç metabolize edici aktivitenin büyük bölümü hücre içi bir organel olan endoplazmik retikulum (ER) ve sitozolda bulunur. Bunun yanı sıra, ilaçlar mitokondri, nükleus membranı ve plazma membranında da biyotransformasyona uğrarlar. Dokular homojenize edildikten sonra kademeli olarak değisik hızlarda santrifüj edilirse ER parçalanır ve membran parçaları mikrozom adı verilen mikrovezikülleri olustururlar. ER'de bulunan ilaç metabolize-edici enzimlere bu nedenle *mikrozomal enzimler* adı verilir. Faz I reaksiyonlarında yer alan enzimler özellikle ER'de bulunurlar. Faz II konjugasyon enzim sistemleri ise çoğunlukla sitozoliktir. ER'de bir Faz I reaksiyonu ile biyotransformasyona uğrayan bir ilaç aynı hücrenin sitozolik fraksiyonunda konjuge olur (Şekil 2.6).

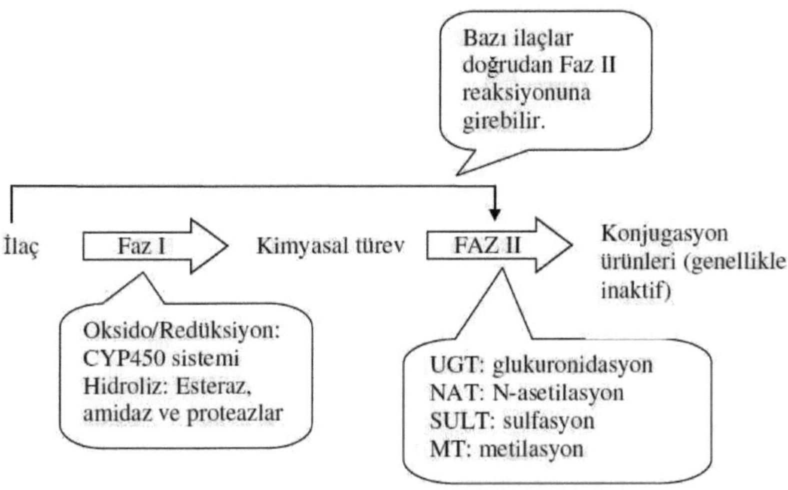

Şekil 2.6. İlaç metabolizmasının iki fazı. CYP450, sitokrom P450; UGT, Uridin difosfat glukuronosiltransferaz; NAT, N-asetiltransferaz; SULT, sulfotransferaz; MT, metiltransferaz.

2.12.1. Faz I ve Faz II Biyotransformasyon Reaksiyonları.

İlaç biyotransformasyon reaksiyonları Faz I ve Faz II reaksiyonları olmak üzere iki çeşittir:

2.12.1.1. Faz I reaksiyonları

Ana bileşiğe ya işlevsel bir grup ekler ya da ana bileşikteki işlevsel bir grubu maskeler. Faz I reaksiyonları genellikle farmakolojik aktivitenin kaybolmasına neden olmakla beraber ilaç aktivitesinin gecikmesine ya da artmasına da neden olabilir. Faz I biyotransformasyon ürünleri hızla idrar içine atılmazlarsa endojen bileşiklerle reaksiyona girerek suda çözünürlüğü çok yüksek olan konjugatları oluştururlar. Seyrek olarak, metabolizma sonucu ilacın farmakolojik aktivitesi de değişebilir. Faz I sisteminin temel enzimi Sitokrom P450 (CYP450)'dir.

2.12.1.2. Ön-ilaç (prodrug)

Farmakolojik olarak inaktif bileşikler olan ön-ilaçlar aktif türevinin etki yerinde maksimum düzeye erişmesi için tasarlanmışlardır. Ön-ilaçlar hızlı bir şekilde biyolojik aktivitesi olan metabolitlerine dönüştürülürler (çoğunlukla ester ya da amid bağının hidrolizi ile).

2.12.1.3. Faz II konjugasyon reaksiyonları

Ana bileşikteki işlevsel grubun kovalent bağ ile glukuronik asit, asetat, sülfat, glutatiyon, aminoasit ile bağlanmasına neden olur. Polaritesi yüksek olan bu konjugatlar genellikle inaktif olup idrar ya da feçez ile vücuttan atılırlar. Ancak, morfinin glukuronid metaboliti morfinden daha etkilidir. En önemli Faz II reaksiyonunu *glukuronidasyon* reaksiyonudur. Bu reaksiyonun olması için gerekli olan enzim UGT (Uridin difosfat glukuronosiltransferaz)'dır. Bu reaksiyon neticesinde glukuronik asit içerdiği çeşitli hidroksil (-OH) grupları ve bir karboksil (-COOH) grubu nedeniyle kovalent bağlandığı bileşiğin suda çözünürlüğünü artırır.

2.12.2. Enterohepatik döngü

Bazı yüksek molekül ağırlıklı konjugatlar safra içine itrah edilirler. İnce barsak jejunum mukozasında ya da intestinal bakterilerde bulunan β-glukuronidaz enzimi aracılığı ile ana bileşik konjugattan ayrılır. Eğer serbestlesen ilaç molekülü lipofilik özellikte ise gastrointestinal kanaldan absorbe edilerek tekrar sistemik dolaşıma geçer. Bu olaya katılan ilacın vücuttan atılımı gecikir ve etkisi uzar.

2.13. Glukuronid Oluşumu

Glukuronidler monosakkaritlerin asetal bileşikleridir. Glukuronid, glukuronik asitin asetal hidroksilinin bir başka maddenin alkol grubu ile tepkimeye girerek meydana getirdiği bileşiğe denir (Telefoncu, 1988).

Glukuronidasyon için gerekli olan substratlar fenol, karboksilik asit, alkol, ve aromatik asitlerdir. Glukuronidasyon işlemi üridin difosfat glukuronik asit (UDPGA) kofaktörü varlığında gerçekleşir ve reaksiyonu katalizleyen enzim UDP-glukuronil transferaz'dır (UDPGT) (Şekil 2.7). UDPGT enzimi karaciğerde endoplasmik retikulum içinde lokalize olmuştur. İlaç moleküllerinin glukuronid konjugatları suda çözünebilir polar yapılar olup vücuttan safra veya idrar yolu ile dışarı atılmaktadır (Avcıbaşı, 2004).

2.14. β-Glukuronidaz enzimi

Hidroliz yapan enzimler (Hidroksilaz) sınıfına giren en önemli enzimlerden biri olan β-glukuronidaz, glukuronid türevi bileşiklerin deglukuronidasyonunu gerçekleştirir. Bu durum, β-glukuronid bağının enzim tarafından kopartılması şeklinde meydana gelir. Böylece, glukuronid bileşiğine bağlı olan grup (Aglikon) yapıdan ayrılmış olur. Bu enzimler ilaçların, endüstriyel kimyasalların, karsinojenlerin, besin katkı maddelerinin, pestisitlerin ve insan yapımı substratların konjugasyonlarını sağlayarak organizmayı birçok toksik maddenin yarattığı zararlı etkilerden koruyabilme özellikleri vardır.

β-Glukuronidaz enzimi daha çok dalak, karaciğer ve endokrin bezlerinin mikrozomal fraksiyonlarında bulunur (Medine, 2008). Karaciğer mikrozomlarından β-glukuronidaz enziminin izole edilebilmesi için, birçok araştırmacı taze sıçan karaciğeri kullanarak deneysel çalışmalar yapmıştır. Son yıllarda yapılan çalışmalarda bazı kanser dokularında bu enzimin normal dokulara göre çok daha yüksek aktivite gösterdiği rapor edilmiştir (Ünak et al, 2003; Ünak et al, 2002; Ünak et al, 2005; Avcıbaşı et al, 2008).

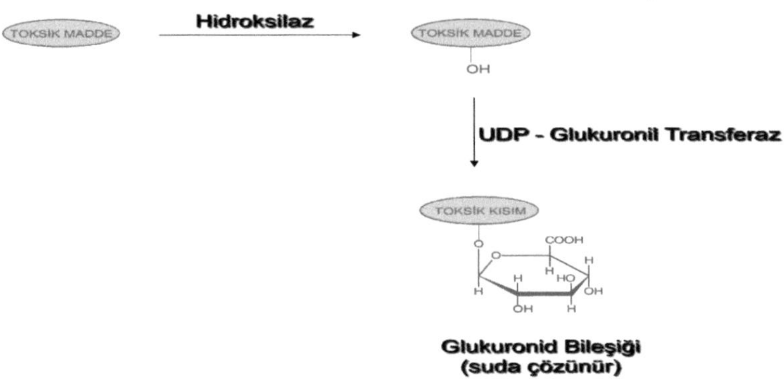

Şekil 2.7. Karaciğerdeki glukuronidasyon mekanizmasının şematik gösterimi.

3.0. MATERYAL ve METOD

3.1. Kullanılan Kimyasallar ve Cihazlar

3.1.1. Kullanılan Kimyasallar

- İyod-131 ($Na^{131}I$) (Monrol A.Ş, Türkiye)
- Trishidroksiaminometan
- Kalsiyum klorür ($CaCl_2$) (Merck)
- Hidroklorik Asit (HCl) (Merck)
- Asetonitril (CH_3CN) (Merck)
- Tris Buffer (Merck)
- Amonyum Asetat (NH_4OOCCH_3)
- Etil Asetat (Merck)
- Etil Alkol (C_2H_5OH) (Merck)
- Kloroform (CH_3OCl) (Merck)
- Asetik Asit (CH_3COOH) (Merck)
- N-bütanol ($CH_3(CH_2)_3OH$) (Merck)
- Amonyak (NH_3) (Merck)
- Sitrik Asit Monohidrat (Merck)
- Sodyum Hidroksit (NaOH) (Ricdel-de-haen)
- Diklorometan (CH_2Cl_2) (Ricdel-de-haen)
- İodojen (Fluka)
- Bleomisin Sülfat (Fluka)
- pH= 7 Tamponu (Merck)
- n-oktanol (Merck)
- Serum Fizyolojik (SF) (% 0,9 NaCl çözeltisi)
- TLC-SG (Merk-5552)

3.1.2. Kullanılan Cihazlar

- RAD-501 Cd(Te) tek kanallı gama sayım sistemi
- HPLC Shimadzu (LC-10Atvp quaterner pompalı, SPD-10A UV dedektörlü, FRC-10A franksiyonlama kolektörlü.
- Bench-Top Centrifuge (Nüve) Type= NF 800R
- Denver Instrument (TB-224A) (Hassas Terazi)
- Biodex Medical Systems (Atomlab 100 Dose Calibratör) Type=086-251
- Nüve Sanayi Malzemeleri İmalat Ve Ticaret A.Ş Water Bath NB5
- TLRC Küvetleri (Sigma)
- GE Infinia Çift başlı Gama Kamera (Hacarmal, Tirat, Israel)

3.2. Bleomycin-glukuronid'in (BLMG) Enzimatik Yöntemle Sentezi

6 mM $CaCl_2$, 10mM UDPGA ve 1mM DTT içeren 50 mM Tris tamponunun (pH = 8) 5 mL'sine, protein değeri saptanmış olan mikrozomal enzimden 119 µL (1.5 mg protein) ilave edilmiş ve bu karışım 10 dk 37°C'de su banyosunda inkübasyona bırakılmıştır. 10 dk'nın sonunda 500 µL (0.5 mg) BLM karışıma ilave edilmiş ve tepkime aynı sıcaklıkta 18 saat daha inkübe edilmiştir. Bu işlemden sonra 300 µL asetonitril tepkime karışımına ilave edilmiş ve karışım 5200 rpm de 10 dk boyunca santrifüj edilmiştir (Zihnioğlu, 1992; Biber et al, 2004; Avcıbaşı et al, 2008). Bu sürenin sonunda supernatant içinde bulunan BLMG'in tepkime verimi HPLC cihazında pik alanlarının oranı göz önüne alınarak hesaplanmıştır.

3.3. İyod ^{127}I ile İşaretleme Çalışmaları

3.3.1. BLM'in ^{127}I ile İşaretlenmesi

İşaretleme çalışması BLM, KI ve iodojen'nin (1:2:1) stokiyometrik oranları kullanılarak yapılmıştır. Bunun için, 200 µL (1 mg) BLM, 100 µL (1.11mg) KI ve 1,5 mL (1.5 mg) CH_2Cl_2 3.5.1 kısmında anlatılan şekilde hazırlanan bir iodojen tüpünün içerisine konulmuş ve tepkime 24 saat boyunca oda sıcaklığında gerçekleştirilmiştir. Bu sürenin sonunda iodojen tüpünden alınan çözelti HPLC ve LC-MS/MS çalışmalarında kullanılmıştır.

3.3.2. BLMG'in ^{127}I ile İşaretlenmesi

3.3.1 kısmında verilen stokiyometrik oranlar ve işaretleme prosedürünün aynısı kullanılarak BLMG'in ^{127}I ile işaretlenmesi gerçekleştirilmiştir. İşaretleme sonunda, işaretlemenin olup olmadığının tespit edilebilmesi için iodojen tüpünden alınan bir miktar çözelti HPLC ve LC-MS/MS çalışmalarında kullanılmıştır.

3.4. İnaktif Bileşenler İçin Kullanılan Kromatografik Yöntemler

3.4.1. Yüksek Basınç (Performans) Sıvı Kromatografisi (HPLC)

Yüksek Performanslı Sıvı Kromatografi (HPLC) çalışmaları düşük basınçlı LC-10Atvp dörtlü pompa ve (SPD-10AV)UV dedektörüne sahip olan Shimadzu marka HPLC cihazında yapılmıştır. Bu çalışmada uygulanan kromatografik koşullar Çizelge 3.1'de verilmiştir. BLM ve BLMG'e ait kromotogramlar ise 4. bölümde verilmiştir.

Çizelge 3.1. İnaktif bileşenler için HPLC yönteminde uygulanılan kromatografik koşullar.

Kolon	EC 250 / 4,6 NUCLEODUR 100-5 C18 (250 × 4.6 mm I.D.) Analitik Kolon (Macherey- Nagel)
Akış hızı	1 mL/ dk
Dalga boyu	260 nm
Kolon sıcaklığı	25 °C
Mobil faz	%100 Amonyum asetat tamponu (10mM)

3.4.2. Sıvı Kromatografisi (LC)

Sıvı kromatografi kütle spektrometresi (LC/MS) ile yapı tayini analizleri Ege Üniversitesi İlaç Araştırma Merkezinde yapılmıştır. Sentezlenen bileşikler Agilent LC-MSD SL ion trap (Agilent HPLC 1100 binary pump, degasser, autosampler, column oven) cihazında LC/MS tekniği ile incelenmiştir.

BLM ve BLMG'e ait LC/MS/MS sonuçları ve yapıya ait belirlenen m/z değerlerine ait fragmanlar ise 4. bölümde verilmiştir.

3.5. BLM ve BLMG'in ^{131}I ile İşaretleme Çalışmaları

3.5.1. İodojen Film Kaplı Tüplerin Hazırlanması

1 mg taze iodojen 1.5 cm yarıçaplı bir deney tüpü içerisinde yaklaşık 1 mL CH_2Cl_2'da çözülmüş ve bu karışım CH_2Cl_2'nin buharlaşması için buzdolabında +4°C'de 1 gün boyunca bekletilmiştir. Bu sürenin sonunda tüp içerisindeki iodojen'in cam yüzeyine bir film tabakası şeklinde kaplanması sağlanmıştır.

3.5.2. BLM'in ^{131}I ile İşaretlenmesi

13 μL (25 μg) BLM, 500 μL 37 MBq (1 mCi) Na^{131}I ve 487 μL deiyonize su önceden hazırlanan bir iodojen tüpünün içerisine konulmuş ve herhangi bir karıştırma işlemi yapılmadan tepkime 15-20 dk süresince oda sıcaklığında gerçekleştirilmiştir. Bu sürenin sonunda 34.7 MBq (939 μCi) / 900 μL ^{131}I-BLM elde edilmiş ve işaretli bileşiğe ait bağlanma verimi TLRC yöntemi kullanılarak hesaplanmıştır.

3.5.3. BLMG'in ^{131}I İle İşaretlenmesi

Glukuronidasyon reaksiyonu sonucu elde edilen 100 μL (25 μg) BLMG, 500 μL, 37 MBq (1 mCi) Na^{131}I ve 400 μL deiyonize su bir iodojen tüpünün içerisinde 3.5.2 kısmındaki koşullar kullanılarak tepkimeye sokulmuş ve bu sürenin sonunda 34.2 MBq (926 µCi) / 900 µL ^{131}I-BLMG elde edilmiştir.

3.6. Analiz ve Kalite Kontrol İşlemlerinde Kullanılan Kromatografik Yöntemler

3.6.1. İnce Tabaka Radyokromatografi (TLRC) Yöntemi

TLRC çalışmalarında 1.5x10 cm'lik parçalara ayrılmış silika kaplı TLC tabakalar (Merck 5552) kullanılmıştır. Tabakaların tabanından 0.5 cm yukarısına işaretli çözeltiler kapiler yardımıyla damlatılmış ve damlatılan örnekler tabaka üzerinde kuruduktan sonra ağzı kapalı olan TLC tanklarına uygulama noktası değmeyecek şekilde konulmuştur. Çözgen tabaka üzerinde tepe noktasının yaklaşık 1-2 cm aşağısına kadar yürüdükten sonra TLC tabaka tank içinden çıkarılıp oda sıcaklığında kurutulmuş ve kontaminasyonu önlemek için üzeri izolobantla kaplanmıştır. ^{131}I ile yapılan çalışmalarda bu tabakalar 0.5 cm parçalar halinde kesilerek numaralandırılmış, kesilen 0.5 cm'lik parçaların radyoaktivitesi Cd(Te) dedektörlü RAD501 tek kanallı gama-sayım sisteminde sayılmış ve radyoaktif maddenin taşındığı mesafe çözücünün ilerlediği mesafeye bölünerek R_f değerleri tespit edilmiştir. Sayım (cps) ve kat edilen mesafe değerleri grafiğe geçirilerek TLRC kromatogramları elde edilmiş ve bağlanma verimleri pik alanının sayımı toplam sayıma bölünerek hesaplanmıştır. Kalite kontrol çalışmalarında işaretli bileşiklerin bağlanma verimini elde etmek için deneyler en az 8 kez tekrarlanmıştır. Kalite kontrol çalışmalarında BLM ve BLMG'e ait bağlanma verimleri TLRC-5 banyo sistemi kullanılarak hesaplanmıştır.

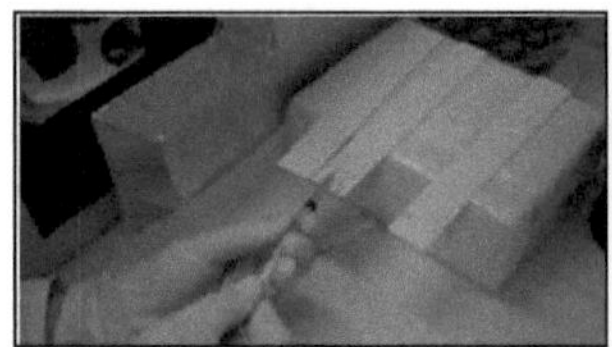 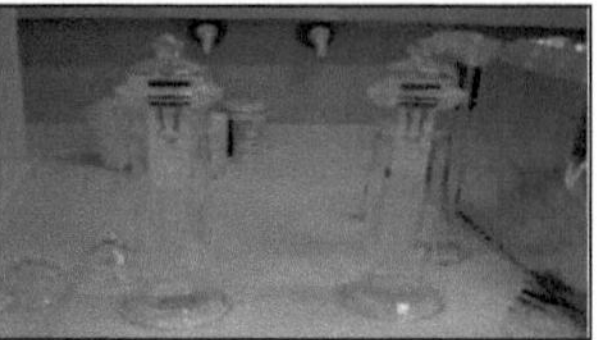

Şekil 3.1. Örnek damlatma ve kromatografi yürütme işlemi.

3.6.2. İşaretli Bileşiklerin Lipofilite Değerlerinin Tayin Edilmesi

3.6.2.1. n-Octanol / Su Oranın Bulunması

Bu çalışmada ^{131}I-BLM ve ^{131}I-BLMG örneklerinin lipofilite değerleri tayin edilmiştir. Bunun için 100 µL işaretli bileşik içerisinde 200 µL n-oktanol ve 200 µL pH 7 tampon çözeltileri bulunan bir deney tüpüne ilave edilmiş, karışım 15 dk oda sıcaklığında vortekslendikten sonra 2500 rpm de 30 dk santrifüj edilmiştir. Santrifüj sonunda alt faz (su) ve üst faz (oktanol) ayrılarak aktiviteleri ölçülmüş ve $\frac{n_{oktanol}}{n_{su}}$ oranı ile log P değerleri hesaplanmıştır. Denemeler her bir örnek için 3 kez tekrar edilmiştir.

3.7. İnsan Kan Serumunda Stabilite Tayini

Bu çalışma işaretli bileşiklerin fizyolojik ortamdaki stabilitelerini tespit etmek amacıyla yapılmış ve çalışmada kan serumu kullanılmıştır. ^{131}I-BLM ve ^{131}I-BLMG'in serumdaki stabilitesini tespit etmek için 100 µL (25 µg) 4.58 MBq (124 µCi) işaretli örnek 300 µL kan serumuna ilave edilmiş ve karışım 37°C'de 24 saat inkübe edilmiştir. 0., 30., 60., 180. ve 1440. dk'larda 0.05 mL'lik örnekler alınmış ve örneklerin bağlanma verimleri bulunarak işaretli bileşiklerin her biri için *Bağlanma verimi-zaman* grafikleri çizilmiştir.

3.8. Erkek Albino Wistar Sıçanlar Üzerinde Yapılan Biyodağılım Çalışmaları

Biyodağılım çalışmalarından bir gün önce tiroid'deki iyod tutulumunu bloklamak için KI, konsantrasyonu 10 mg/L olacak şekilde sıçanların içme sularına ilave edilmiş ve bu suyun 1 gece boyunca sıçanlar tarafından içilmesi sağlanmıştır. Çalışmalarda 180-200 g'lık 9'ar adet erkek Albino Wistar sıçan kullanılmıştır. 25'er µg BLM ve BLMG, 92,5 MBq (2.5 mCi) $Na^{131}I$ ile 3mg/2mL'lik iodojen tüpleri kullanılarak iki kademede işaretlenmiştir. Elde edilen işaretli çözeltilerden her hayvana kuyruk veninden 0.1 mL (1 µg) madde enjekte edilmiştir. Enjektörlere çekilen aktivite her biri için yaklaşık 3.7 MBq / µg olarak alınmıştır.

Enjeksiyon öncesinde ve sonrasında enjektör aktiviteleri Cd(Te) dedektörü ile sayılmıştır. Sıçanlar 30. 120. ve 240. dk'lar sonunda eter ortamında sakrifiye edilerek önceden daraları alınmış olan küçük kaplar içerisine belirlenen organlar alınmıştır. Her organa ait tartım değeri ve aktiviteleri Cd(Te) dedektörü ile ikişer kez ölçülmüş, bu aktivitelerin ortalamaları ve her bir organ için gram başına düşen doz değerleri (%ID/g) hesaplanmıştır. Elde edilen veriler kullanılarak ^{131}I-BLM ve ^{131}I-BLMG'nin her ikisi için organlara ait *%ID/g-zaman* grafikleri Excel programında çizilmiştir.

3.9. Erkek Albino Tavşanlar Kullanılarak Yapılan Sintigrafik Çalışmalar

Radyoaktif ^{131}I ile işaretli BLM ve BLMG'in tavşanların bünyesine verilmesi halinde nasıl bir görüntü verecekleri ve dokularda belirgin bir birikim gösterip göstermeyeceklerinin tespiti için sintigrafi çalışmaları yapılmıştır. Bu çalışmalar Celal Bayar Üniversitesi Tıp Fakültesi Nükleer Tıp Anabilim Dalı'nda GE Infinia Çift başlı Gama Kamera (Hacarmal, Tirat, Israel) kullanılarak gerçekleştirilmiştir.

Sintigrafi çalışmasında kullanılan ^{131}I-BLM ve ^{131}I-BLMG bileşikleri 3.5.2 kesimindeki koşullar kullanılarak işaretlenmiş ve işaretli bileşikler ksilazin-ketamin karışımı ile genel anestezi yapılmış, ağırlıkları yaklaşık 2.5-3 kg arasında olan ve bir tutucu üzerine sırt üstü bağlı olarak yerleştirilen iki adet erkek tavşana kulak damar yoluyla enjekte edilerek işaretli bileşiklere ait sin tigrafiler belli süreler sonunda alınmıştır. İlk sintigramlar enjeksiyonu takip eden 30 dk sonunda hem statik ve dinamik olarak diğerleri ise sırasıyla 120 dk ve 240 dk sonra sadece statik olarak alınmıştır. Dinamik görüntüler 60 s'lik 30 frame şeklinde statik görüntüler ise 650 kcount'luk sayımlar sonunda elde edilmiştir. Yapılan sintigrafik çalışmalarından elde edilen görüntüler ve yapılan yorumlar 4. Bölümde verilmiştir.

3.10. İstatistiksel Analizler

Biyodağılım sonucu elde edilen sonuçların SPSS 13 programı kullanılarak istatistiksel analizleri (Univariate Variance Analyses and Pearson Correlation) Varyans Analizleri ve Pearson Korelasyonu yapılmıştır. Her bir organdaki gram başına düşen aktivite hesabı yapıldıktan sonra ^{131}I ile işaretli BLM ve BLMG bileşiklerinin organlar arasındaki ilişkileri Pearson Korelasyonu uygulanarak %95'lik güven aralığında değerlendirilmeye çalışılmıştır. Bu konuya ilişkin sonuçlar 4. Bölüm'de yer almaktadır.

4.0. BULGULAR VE TARTIŞMA

4.1. BLM ve BLMG'e ait HPLC Sonuçları

BLM ve BLMG kullanılarak yapılan HPLC çalışmalarında kullanılan kromatografik koşullar ve elde edilen kromatogramlar sırasıyla Çizelge 4.1'de ve Şekil 4.1,ve Şekil 4.2'de verilmiştir.

Çizelge 4.1. HPLC yönteminde uygulanılan kromatografik koşullar.

Kolon	EC 250 / 4,6 NUCLEODUR 100-5 C18 (250 × 4.6 mm I.D.) AnalitikKolon (Macherey- Nagel)
Akış hızı	1 mL/ dk
Dalga boyu	260 nm
Kolon sıcaklığı	25°C
Mobil faz	%100 Amonyum asetat tamponu (10mM)

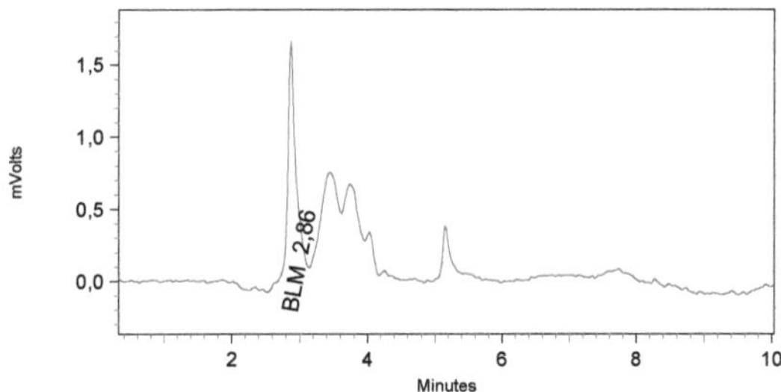

Şekil 4.1. BLM'e ait HPLC kromatogramı.

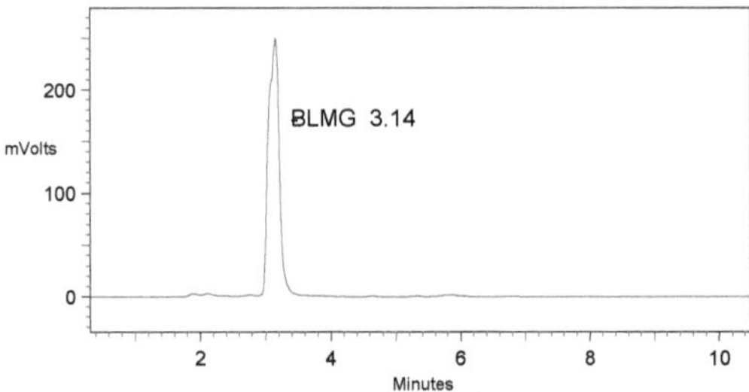

Şekil 4.2. BLMG'e ait HPLC kromatogramı.

Yapılan HPLC çalışmalardan elde edilen tüm kromatogramlar 260 nm'de UV dedektörü kullanılarak elde edilmiştir. BLM ve BLMG'in R_t değerleri sırasıyla 2.86 dk ve 3.14 dk olarak tespit edilmiştir. R_t sürelerinin farklı olması ve BLMG'e ait kromatogramda tek bir pikin gözlenmesi enzimatik olarak sentezlenen BLMG'in başarıyla sentezlendiğini desteklemektedir.

4.2. ^{127}I-BLM ve ^{127}I-BLMG'e ait HPLC Sonuçları

BLM ve BLMG'in inaktif iyod (^{127}I) ile işaretleme çalışmalarında BLM, KI ve iodojen için stokiyometrik olarak (1:2:1) oranları alınmış ve bu bileşikler iodojen yöntemi kullanılarak işaretlenmiştir. İşaretleme işlemlerinden sonra yapılan HPLC çalışmalarından elde edilen ^{127}I-BLM'e ve ^{127}I-BLMG'e ait kromatogramlar sırasıyla Şekil 4.3 ve Şekil 4.4'de verilmiştir.

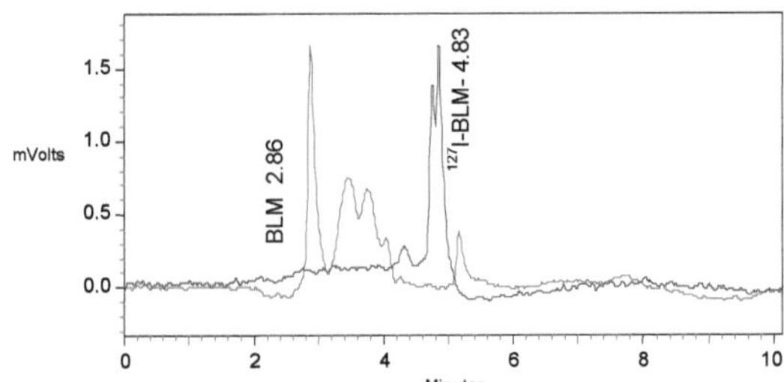

Şekil 4.3. BLM ve ^{127}I-BLM'ye ait HPLC kromatogramları. Yeşil: UV dedektöründe alınan BLM bileşiğine ait pik. Mavi: UV dedektöründe alınan ^{127}I-BLM bileşiğine ait pik.

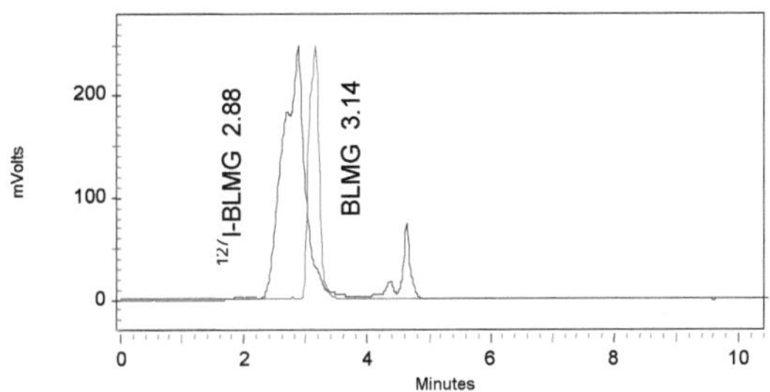

Şekil 4.4. BLMG ve ^{127}I-BLMG'e ait HPLC kromatogramları. Mavi: UV dedektöründe alınan ^{127}I-BLMG bileşiğine ait pik. Yeşil: UV dedektöründe alınan BLMG bileşiğine ait pik.

Şekil 4.3 ve Şekil 4.4'den görüldüğü gibi ^{127}I ile işaretli bileşikler, BLM ve BLMG'kinden farklı piklere ve R_t sürelerine sahiptirler. Bu sonuçlar BLM ve BLMG'in her ikisinin de ^{127}I ile işaretlendiğini desteklemektedir.

4.3. Moleküler Yapının Belirlenmesi

4.3.1. LC/MS/MS Sonuçları

^{127}I ile işaretli bileşikler kullanılarak yapılan HPLC çalışmalarından sonra, bu bileşiklerin moleküler yapılarının tayin edilmesine yönelik LC/MS/MS çalışmaları gerçekleştirilmiştir. ^{127}I-BLM'e ve ^{127}I-BLMG'e ait elde edilen spektrumlar ve incelenen bileşiklerin çeşitli fragmanlarına ait m/z değerleri ise sırasıyla Çizelge 4.2 ve Çizelge 4.3'de verilmiştir.

Çizelge 4.2. ^{127}I-BLMG'in LC/MS/MS spektrumunda gözlenen çeşitli fragmanlarına ait m/z değerleri.

	Fragman	m/z		Fragman	m/z
1.	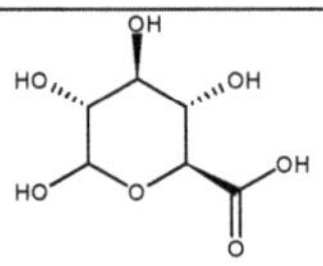	193,1	6.	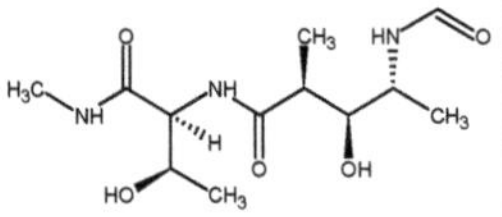	288,3
2.	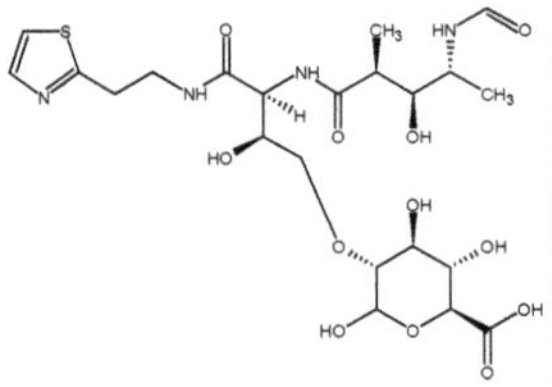	578,5	7.	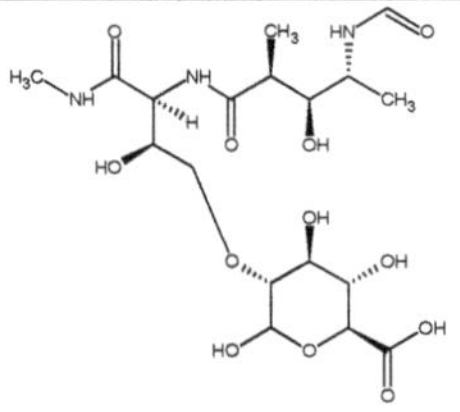	481,4

3.	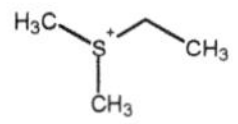 H_3C, S^+, CH_3, CH_3	90,1	8.	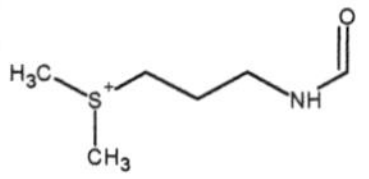 H_3C, S^+, CH_3, NH, O	147,2
4.	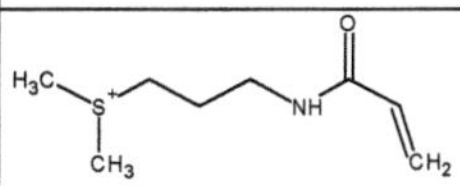 H_3C, S^+, CH_3, NH, O, CH_2	172,2	9.	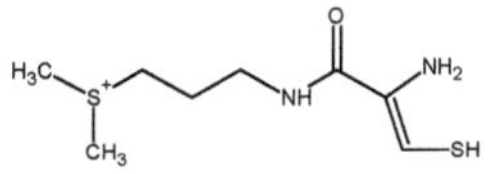 H_3C, S^+, CH_3, NH, O, NH_2, SH	218,3
5.	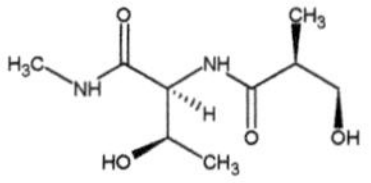 H_3C, NH, O, H, HO, CH_3, NH, O, CH_3, OH	218,2	10.	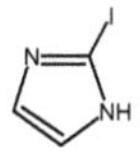 I, N, NH	192,9

Çizelge 4.3. ^{127}I-BLM'in LC/MS/MS spektrumunda gözlenen çeşitli fragmanlarına ait m/z değerleri.

	Fragman	m/z		Fragman	m/z
1.	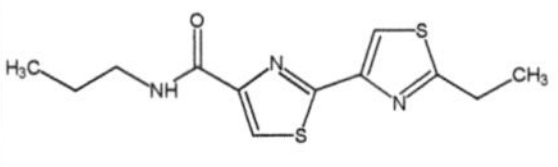	279,3	8.	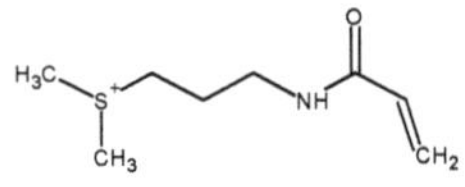	172,2
2.	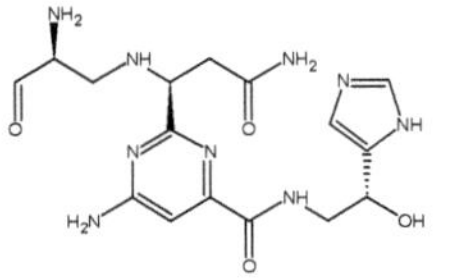	405,1	9.	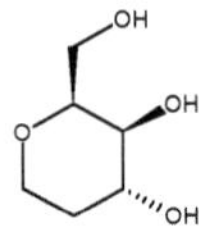	146,1
3.	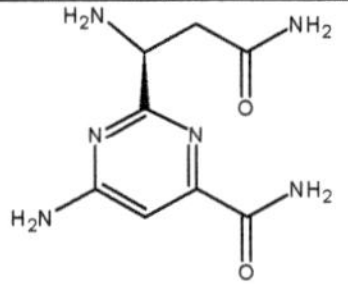	224,2	10.	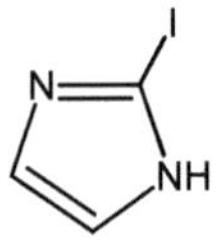	192,9
4.	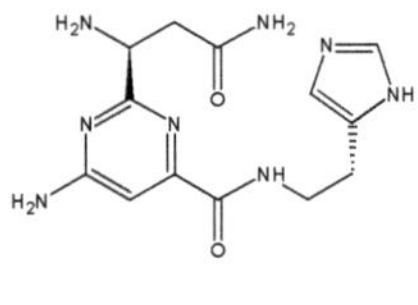	318,3	11.	I	126,7
5.	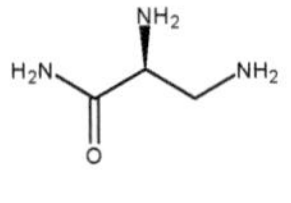	102,1	12.	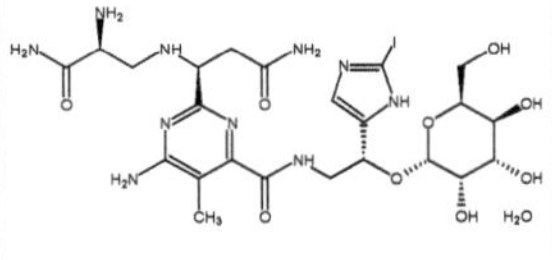	736,4
6.	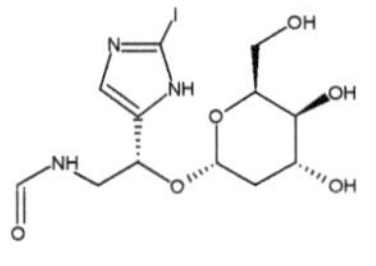	426,1	13.	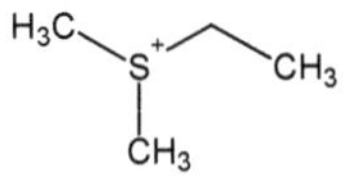	90,1

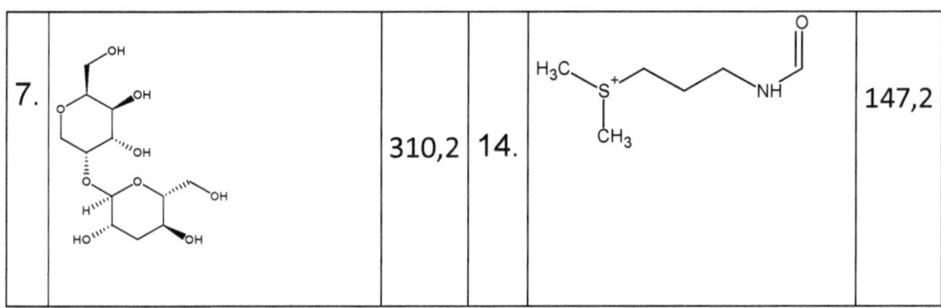

7.		310,2	14.		147,2

4.4. ^{131}I İle İşaretli Bileşiklerin Kalite Kontrol Çalışmaları

4.4.1. İnce Tabaka Radyokromatografi (TLRC) Sonuçları

TLRC çalışmalarında kullanılan banyolar Çizelge 4.4'de verilmiştir. İşaretli bileşiklere (^{131}I-BLM, ^{131}I-BLMG) ve radyoaktif bileşenlere ($^{131}I^{+}$ ve $^{131}I^{-}$) ait R_f değerleri ve elde edilen radyokromatogramlar ise sırasıyla Çizelge 4.5 ve Şekil 4.5, 4.6, 4.7, 4.8'de verilmiştir.

Çizelge 4.4. Kalite kontrol çalışmalarında kullanılan TLRC banyoları.

TLRC 1	Etil Asetat-Etil Alkol (1:1)
TLRC 2	Kloroform ($CHCl_3$)–Asetik Asit (CH_3COOH) (9:1)
TLRC 3	n-bütanol (C_4H_9OH)–Etil Alkol (C_2H_5OH)–Amonyum Hidroksit (0,2N NH_4OH)(5:2:1)
TLRC 4	Kloroform ($CHCl_3$) %100
TLRC 5	Sitrat Tamponu (Sitrik Asit Mono Hidrat) %100 (10mM) pH:6
TLRC 6	n-bütanol (C_4H_9OH)–Su (H_2O)–Asetik Asit (CH_3COOH) (4:2:1)

Çizelge 4.5. İşaretli bileşiklere ve radyoaktif bileşenlere ait R_f değerleri.

Banyo Çözeltisi	R_f			
	^{131}I-BLM	^{131}I-BLMG	$^{131}I^+$	$^{131}I^-$
TLRC 1	0,07	0,00	0,00	0,00
TLRC 2	0,05	0,00	0,00	0,00
TLRC 3	0,00	0,06	0,06	0,56
TLRC 4	0,06	0,00	0,00	0,00
TLRC 5	0,87	0,04	0,90	0,82
TLRC 6	0,94	1,00	1,00	0,38

Çizelge 4.5'de verilen R_f değerleri incelendiğinde TLRC-1, TLRC-2 ve TLRC-4 banyolarında işaretli bileşiklerin ve bileşenlerinin hiç birisinin yürümediği, TLRC-3 banyosunda da ^{131}I-BLMG ve $^{131}I^+$ ait R_f değerlerinin birbirleriyle çakıştıkları, TLRC-6 banyosunda ise ^{131}I-BLM ve ^{131}I-BLMG'in R_f değerlerinin farklı olmasına karşılık ^{131}I-BLMG ve $^{131}I^+$'e ait R_f değerlerinin aynı olduğu görülmüştür. Oysa TLRC-5 banyosunda işaretli bileşiklerin ve radyoaktif bileşenlerin R_f değerlerinin hepsinin birbirinden farklı olarak tespit edilmiştir. Bütün bu radyokromatografik çalışmaların sonucu olarak, TLRC-5 banyosunun en uygun banyo sistemi olduğu belirlenmiş ve bundan sonra yapılacak olan tüm TLRC çalışmalarında her iki işaretli bileşik için bu banyonun kullanılmasına karar verilmiştir.

TLRC kromatogramlarından yararlanılarak işaretli bileşiğe ilişkin pikin toplam alanına karşılık gelen sayımlar, toplam sayıma bölünerek bağlanma verimleri hesaplanmıştır. Bağlanma verimleri 8 deneyin (n=8) ortalaması alınarak ^{131}I-BLM ve ^{131}I-BLMG için sırasıyla %90 ve % 60 olarak bulunmuştur.

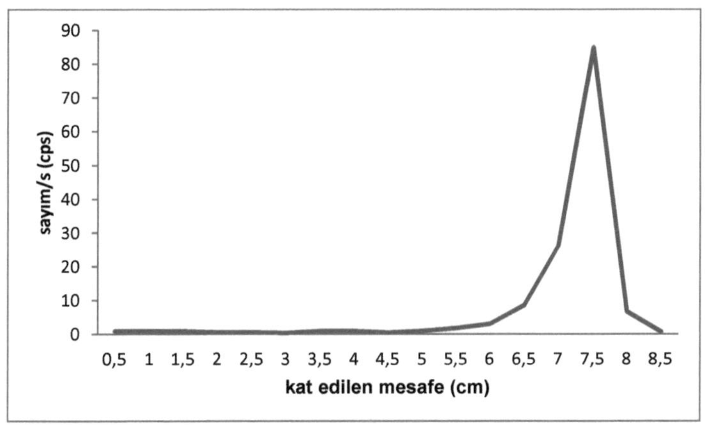

Şekil 4.5. ^{131}I-BLM'in TLRC-5 banyosu kullanılarak elde edilen radyokromatogramı.

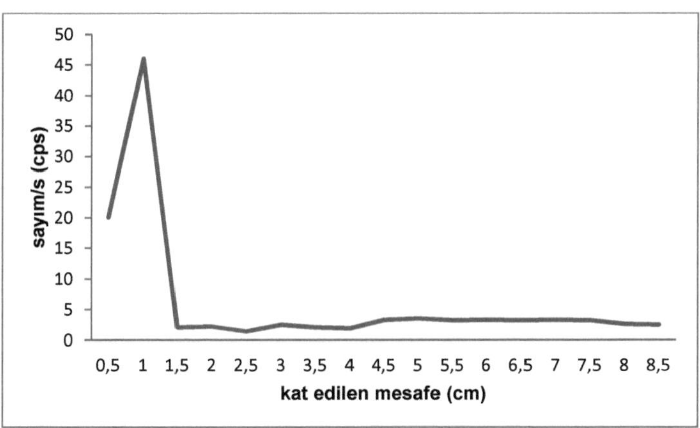

Şekil 4.6. ^{131}I-BLMG'in TLRC-5 banyosu kullanılarak elde edilen radyokromatogramı.

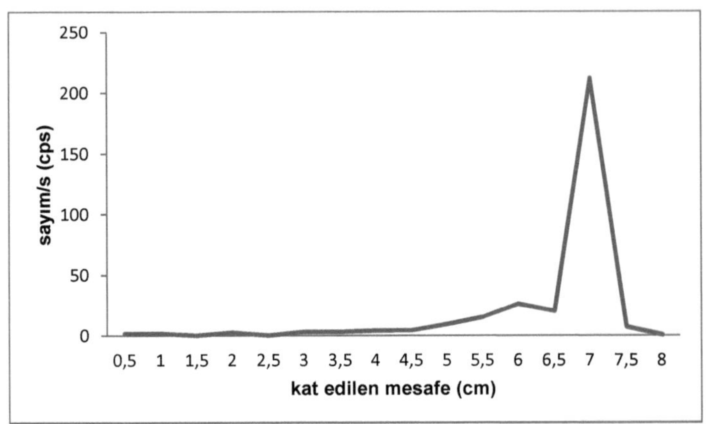

Şekil 4.7. $Na^{131}I$'in TLRC-5 banyosu kullanılarak elde edilen radyokromatogramı.

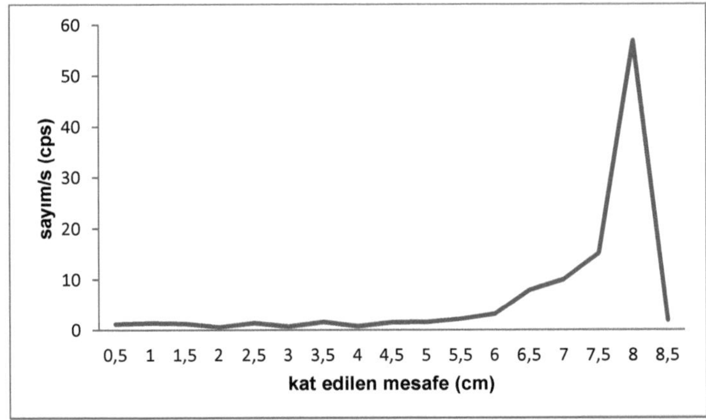

Şekil 4.8. $^{131}I^{+}$'in (yükseltgenmiş iyod) TLRC-5 banyosu kullanılarak elde edilen radyokromatogramı.

4.5. n-Octanol / Su oranı (Lipofilite) Sonuçları

^{131}I-BLM'in deneysel olarak lipofilite (LogP) değeri -2,67±0,07 (n=3) olarak bulunmuştur. BLM'nin teorik lipofilite değeri ise ALOGPS programı kullanılarak -0,52 olarak verilmiştir (www.drugbank.com). ^{131}I-BLMG'in deneysel LogP değeri de -0,68±0,1 olarak hesaplanmıştır.

Çizelge 4.6'da ^{131}I-BLM ve ^{131}I-BLMG'e ait deneysel ve teorik lipofilite değerleri verilmiştir. BLM ve ^{131}I-BLM'nin lipofilite değerleri incelendiğinde BLM'ye bağlanan ^{131}I'ün BLM'nin lipofilitesini azalttığı sonucu ortaya çıkmaktadır. Oysa başka yapılan çalışmalardan ^{131}I'in lipofiliteyi arttırdığı bilinmektedir. Bu bağlamda Müftüler ve arkadaşları tarafından yapılan bir çalışmada ^{131}I ile işaretli Tamoxifen'nin lipofilitesinin Tamoxifen'e göre daha büyük olduğu belirtilmektedir (Müftüler at al, 2008). ^{131}I ile işaretli BLM'ye ait deneysel lipofilite değerindeki bu fark iyod'un BLM'ye tuz formunda bağlanmasıyla ilişkili olabileceği şeklinde yorumlanmıştır. ^{131}I-BLM ve ^{131}I-BLMG'e ait deneysel lipofilite değerleri karşılaştırıldığında ise bu değerlerin bir birinden farklı olduğu ve glukuronid türevine ait olan LogP değerinin diğerininkine göre daha büyük olduğu görülür. Diğer taraftan ACDLABS programında yüklü bileşiklerin lipofilite değerleri hesaplanamadığından yüklü yapılar olan ^{131}I-BLM ve ^{131}I-BLMG'ye ait teorik lipofilite değerleri Çizelge 4.6'da verilememiştir.

Çizelge 4.6. İnaktif ve işaretli BLM bileşiklerinin teorik ve deneysel LogP değerleri.

Bileşik	Teorik LogP	Deneysel LogP
BLM	-0,52	-
BLMG	-	-
^{131}I-BLM	-	-2,67±0,07
^{131}I-BLMG	-	-0,68±0,1

4.6. Serumda Stabilite Sonuçları

^{131}I-BLM ve ^{131}I-BLMG'in *% Bağlanma verimi-zaman* değişimine ait grafikleri sırasıyla Şekil 4.9 ve Şekil 4.10'da verilmiştir. ^{131}I-BLM ve ^{131}I-BLMG'in 37°C'de kan serumundaki stabilite çalışmalarında sitrik asit mono hidrat (% 100) banyosu kullanılarak yapılan TLRC sonuçlarına göre ^{131}I-BLM'in 0. dk ve 180. dklara ait işaretleme verimleri sırasıyla %65 ve %61, ^{131}I-BLMG'in aynı sürelerdeki verimleri ise %61 ve %50 olarak ölçülmüştür. Bu sonuçlara göre ^{131}I-BLM ve ^{131}I-BLMG'in kan serumundaki stabilitelerinin ölçümlerin gerçekleştirildiği 24 saat süresince yaklaşık olarak %60-65 oranında kararlı olduğu bulunmuştur.

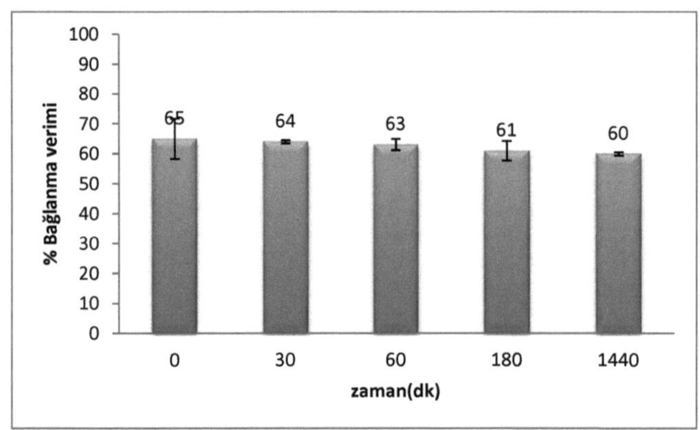

Şekil 4.9. ^{131}I-BLM'in kan serumundaki stabilitesi.

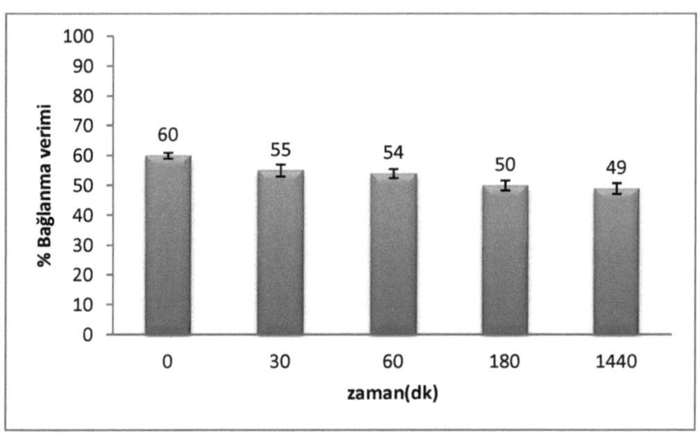

Şekil 4.10. ^{131}I-BLMG'in kan serumdaki stabilitesi.

Bu kapsamda Konikowski ve arkadaşları *in vitro* ortamda ^{111}In-BLM ve ^{111}In-klorit bileşiklerine ait yaptıkları kinetik çalışmalardan ^{111}In-BLM'nin insan kan serumunda 3 saat kararlı kalabildiğini rapor etmişlerdir (Konikowski et al, 1975). Jalilian ve arkadaşlarının $^{201}Tl^{+3}$–BLM kompleksinin tümör görüntülemede kullanabilirliğini belirlemek için yaptıkları başka bir çalışmada, $^{201}Tl^{+3}$ iyonunun daha yüksek bir bağlanma verimiyle BLM'nin A_2 izomerine bağlandığını ve oluşan ^{201}Tl-BLM bileşiğinin 37°C'de insan kan serumundaki stabilitesinin 3 gün olduğunu tespit etmişlerdir (Jalilian et al, 2006). Aynı grubun yaptığı bir başka çalışmada ise ^{62}Zn-BLM bileşiğinin insan kan serumunda ve sıçan kan serumundaki stabilitelerini azot atmosferi altında ölçmüşler ve sonuç olarak işaretli bu bileşiğin stabilitesi için buldukları 6 saatlik sürenin aynı bileşiğin görüntüleme ajanı olarak kullanılabilmesi için uygun bir süre olduğunu belirtmişlerdir. (Jalilian et al, 2003).

Yukarıda verilen literatür bilgileri doğrultusunda farklı radyonüklidler ile işaretli BLM için verilen stabilite değerlerinin bizim çalışmamızda bulduğumuz sonuçlarla uyum içerisinde olduğu görülmektedir. .

4.7 Albino Wistar Sıçanlar kullanılarak ^{131}I-BLM ve ^{131}I-BLMG Ait Biyodağılım Çalışması Sonuçları

^{131}I-BLM ve ^{131}I-BLMG'nin biyodağılım çalışmalarında ağırlıkları 180-200 g arasında değişen Albino Wistar cinsi erkek sıçanlar kullanılmıştır. Biyodağılım çalışmaları her iki bileşiğin enjeksiyonundan sonra 30., 120. ve 240. dk'lar için değerlendirilmiştir. Her bir zaman noktası için üçer adet sıçan kullanılmış ve sonuçlar bu üç deneyin (n=3) ortalaması olarak verilmiştir. ^{131}I-BLM ve ^{131}I-BLMG'e ait biyodağılım sonuçları sırasıyla Çizelge 4.7 ve Çizelge 4.8 de zamana karşı çizilen organlara ait %ID/g değişimleri ise Şekil 4.11 ve Şekil 4.20 de verilmiştir.

Çizelge 4.7. ^{131}I-BLM bileşiğinin sıçanlara enjeksiyonundan sonra geçen 30, 120 ve 240 dk sonunda sıçanlardan çıkarılan farklı organlara ait % ID / g (organ) değerleri.

% ID / g (Organ)	30 dk.	120 dk.	240 dk.
Kalp	0.18±0.01	0.15±0.04	0.06±0.03
Akciğer	0.46±0.27	0.39±0.02	0.18±0.05
Karaciğer	0.78±0.28	0.27±0.07	0.09±0.05
Böbrek	0.34±0.18	0.27±0.06	0.07±0.04
İ. Barsak	0.38±0.09	0.25±0.13	0.07±0.02
K. Barsak	0.08±0.06	0.55±0.00	0.33±0.07
Mide	4.49±0.87	4.39±1.41	1.40±0.61
Dalak	0.16±0.14	0.15±0.05	0.09±0.06
Pankreas	0.33±0.05	0.20±0.08	0.12±0.04
Kas	0.11±0.06	0.08±0.04	0.06±0.05
Baş	0.07±0.05	0.08±0.01	0.03±0.01
Yağ	0.11±0.08	0.12±0.03	0.10±0.08
Tiroid	0.19±0.02	0.43±0.47	0.26±0.17
Mesane	3.07±0.93	4.37±2.98	0.46±0.08
Kan	0.40±0.29	0.33±0.05	0.16±0.07
Testis	0.66±0.10	0.10±0.02	0.05±0.02
Prostat	0.50±0.22	0.93±0.37	0.32±0.10
Omurilik	0.33±0.13	0.28±0.02	0.19±0.24

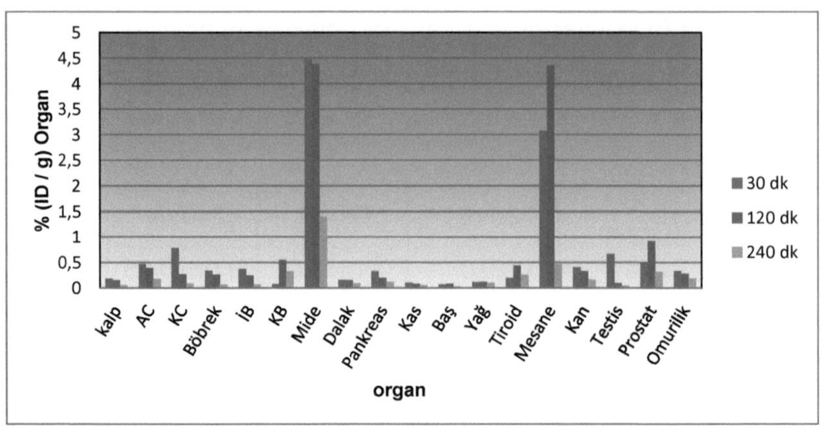

Şekil 4.11. ^{131}I-BLM bileşiğinin Albino Wistar sıçanlardaki biyodağılımı.

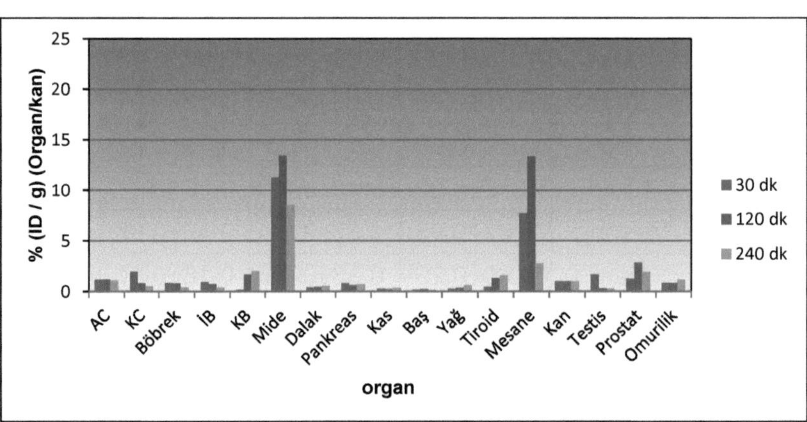

Şekil 4.12. ^{131}I-BLM bileşiğinin seçilmiş bazı organlarda organ/kan oranları.

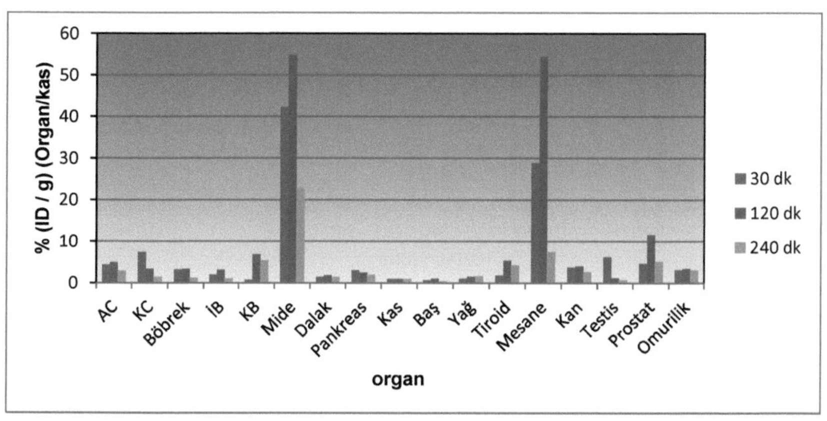

Şekil 4.13. ^{131}I-BLM bileşiğinin seçilmiş bazı organlarda organ/kas oranları.

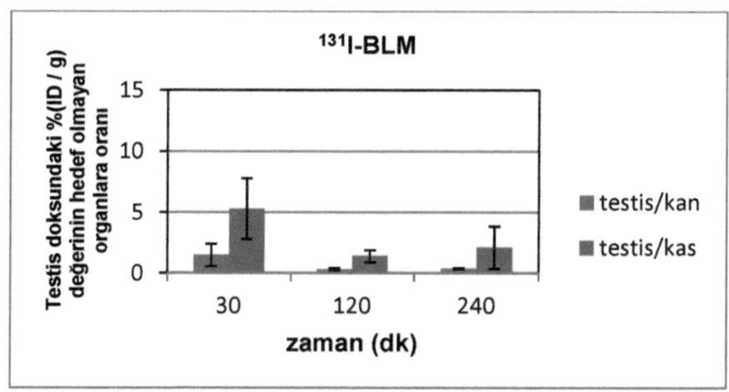

Şekil 4.14. ^{131}I-BLM bileşiğinin testis dokusundaki % ID / g değerinin hedef olmayan (kan ve kas) organlara oranı.

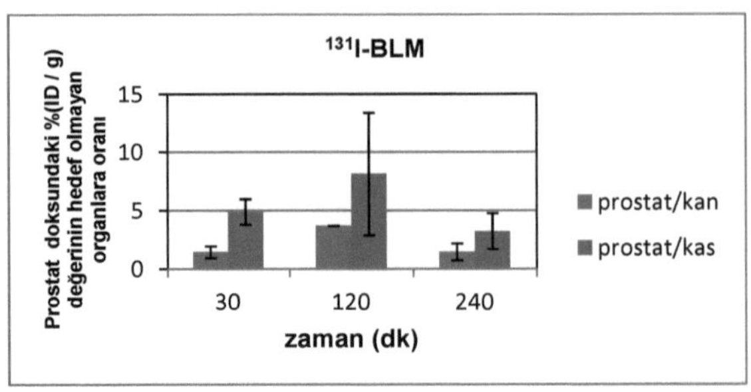

Şekil 4.15. ^{131}I-BLM bileşiğinin prostat dokusundaki % ID / g değerinin hedef olmayan (kan ve kas) organlara oranı.

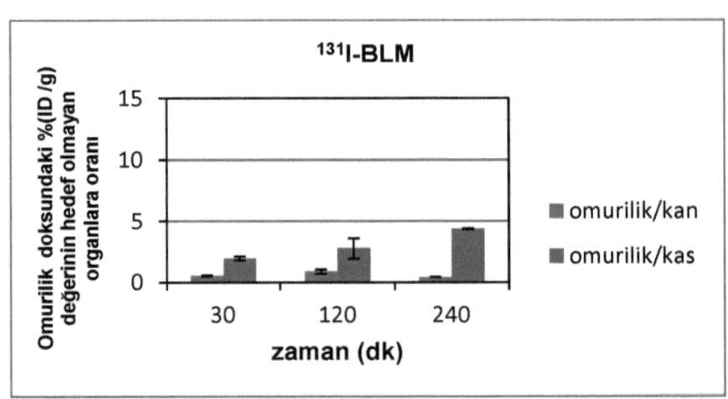

Şekil 4.16. ^{131}I-BLM bileşiğinin omurilik dokusundaki % ID / g değerinin hedef olmayan (kan ve kas) organlara oranı.

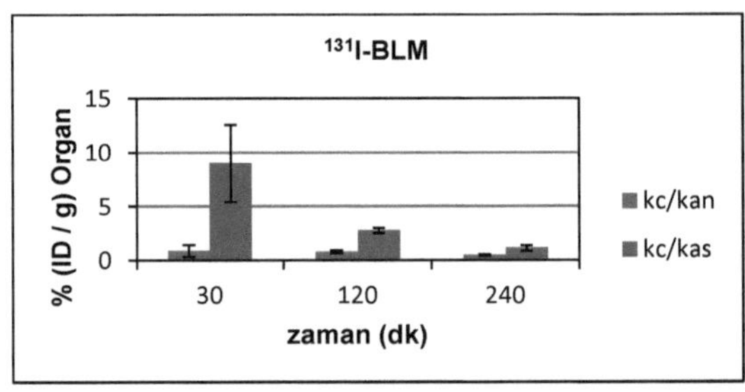

Şekil 4.17. ^{131}I-BLM bileşiğinin karaciğer dokusundaki % ID / g değerinin hedef olmayan (kan ve kas) organlara oranı.

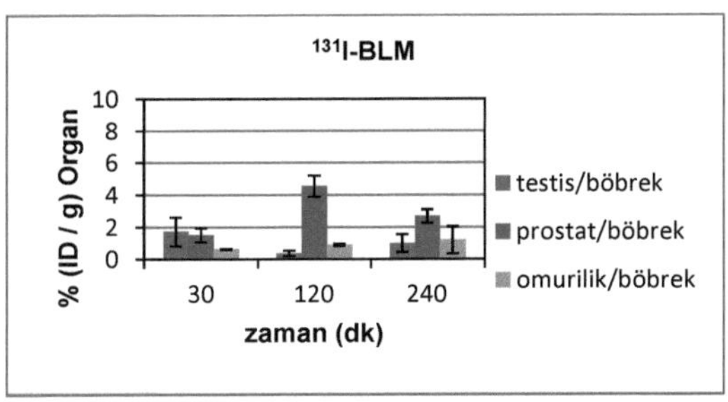

Şekil 4.18. ^{131}I-BLM bileşiğinin seçilmiş bazı organ/böbrek oranları.

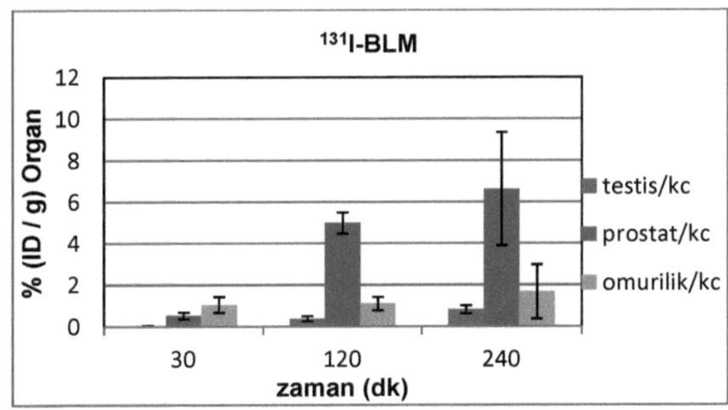

Şekil 4.19. ^{131}I-BLM bileşiğinin seçilmiş bazı organ/karaciğer oranları.

Çizelge 4.8. ^{131}I-BLMG bileşiğinin sıçanlara enjeksiyonundan sonra geçen 30, 120 ve 240 dk sonunda sıçanlardan çıkarılan farklı organlara ait % ID / g (organ) değerleri.

% ID / g (Organ)	30 dk	120 dk	240 dk
Kalp	0.13±0.06	0.06±0.01	0.05±0.03
Akciğer	0.34±0.22	0.39±0.21	0.07±0.05
Karaciğer	0.24.±0.16	0.09±0.03	0.12±0.10
Böbrek	0.35±0.23	0.20±0.10	0.12±0.05
İ. Barsak	0.17±0.10	0.12±0.04	0.17±0.14
K. Barsak	0.52±0.34	0.33±0.20	0.20±0.11
Mide	1.19±0.20	1.16±0.28	0.81±0.38
Dalak	0.27±0.08	0.09±0.05	0.06±0.01
Pankreas	0.23±0.13	0.18±0.10	0.03±0.01
Kas	0.13±0.06	0.10±0.05	0.05±0.02
Baş	0.04±0.02	0.04±0.02	0.02±0.01
Yağ	0.24±0.06	0.10±0.03	0.04±0.02
Tiroid	0.70±0.12	0.17±0.02	0.20±0.07
Mesane	1.54±0.33	3.32±1.61	1.38±1.42
Kan	0.47±0.20	0.16±0.07	0.13±0.10
Testis	0.05±0.01	0.15±0.15	0.06±0.01
Prostat	0.53±0.01	0.39±0.18	0.11±0.08
Omurilik	0.61±0.35	0.43±0.31	0.17±0.17

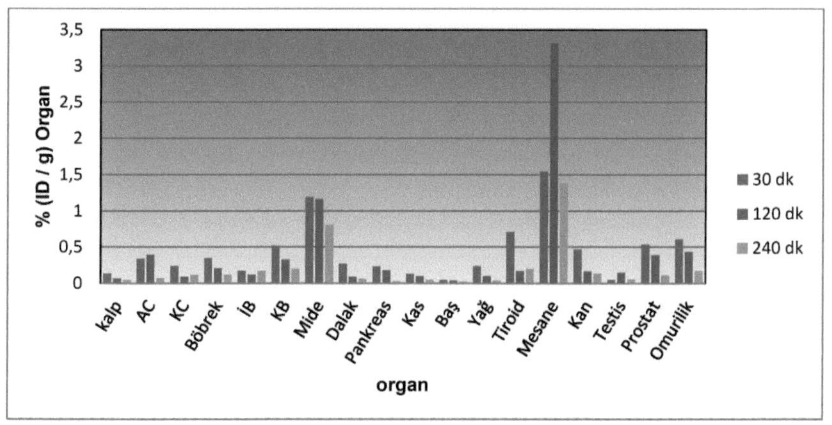

Şekil 4.20. ^{131}I-BLMG bileşiğinin Albino Wistar sıçanlardaki biyodağılımı.

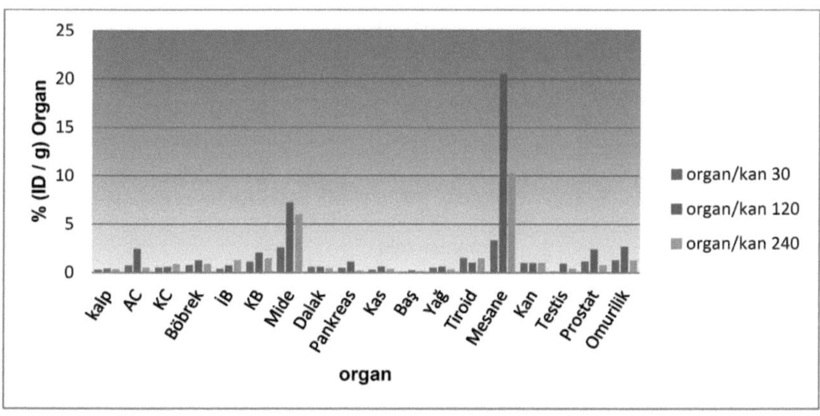

Şekil 4.21. ^{131}I-BLMG bileşiğinin seçilmiş bazı organlarda organ/kan oranları.

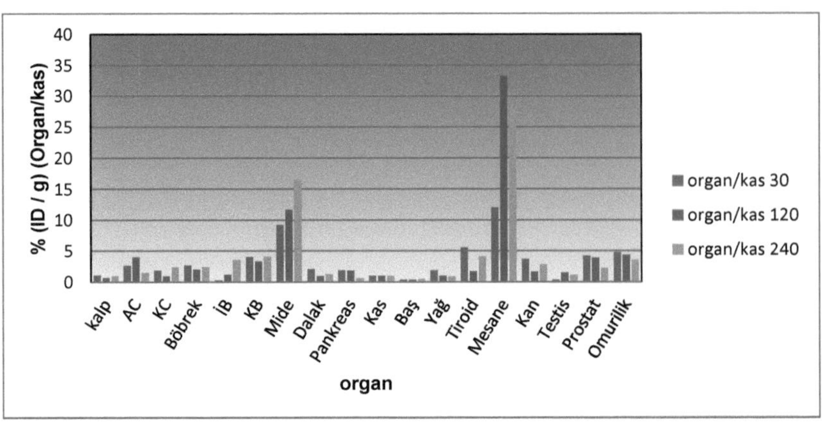

Şekil 4.22. ^{131}I-BLMG bileşiğinin seçilmiş bazı organlarda organ/kas oranları.

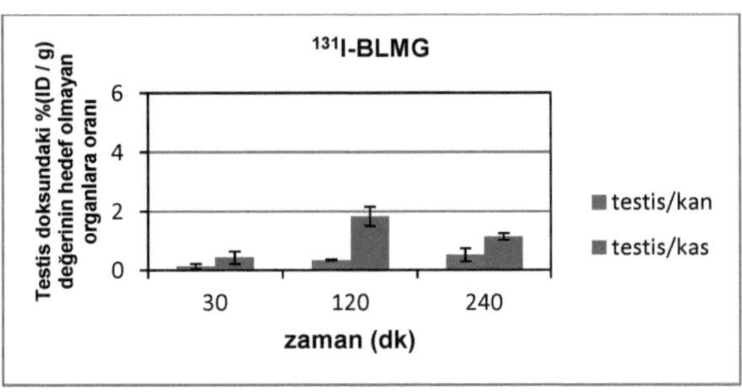

Şekil 4.23. ^{131}I-BLMG bileşiğinin testis dokusundaki % ID / g değerinin hedef olmayan (kan ve kas) organlara oranı.

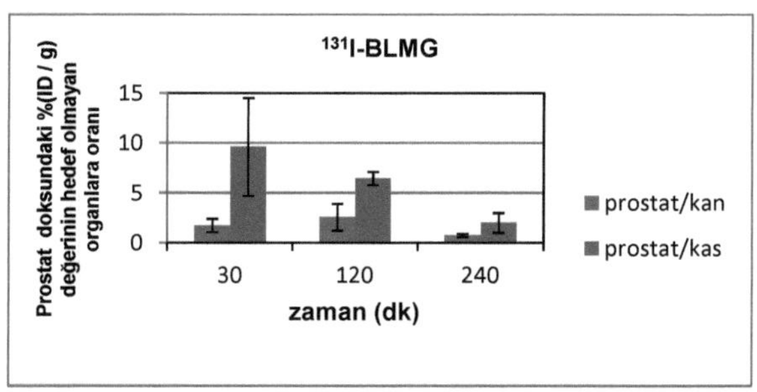

Şekil 4.24. ^{131}I-BLMG bileşiğinin prostat dokusundaki % ID / g değerinin hedef olmayan (kan ve kas) organlara oranı.

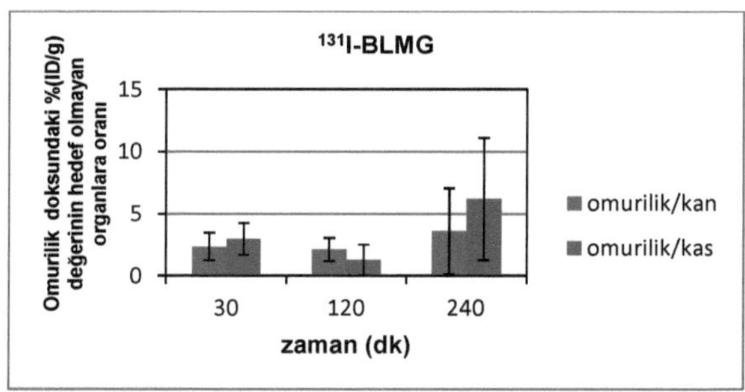

Şekil 4.25. ^{131}I-BLMG bileşiğinin omurilik dokusundaki % ID / g değerinin hedef olmayan (kan ve kas) organlara oranı.

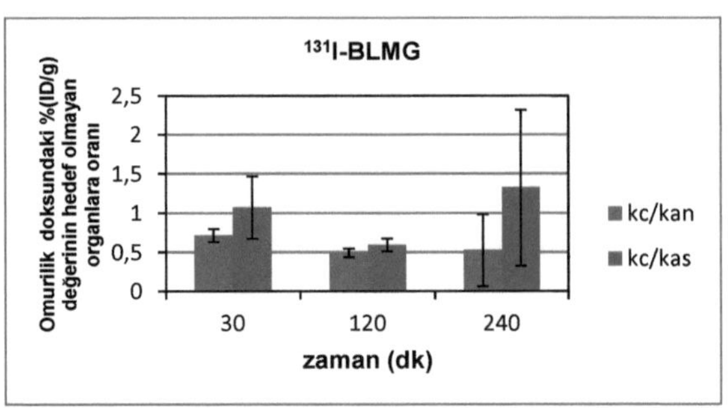

Şekil 4.26. ^{131}I-BLMG bileşiğinin karaciğer dokusundaki % ID / g değerinin hedef olmayan (kan ve kas) organlara oranı.

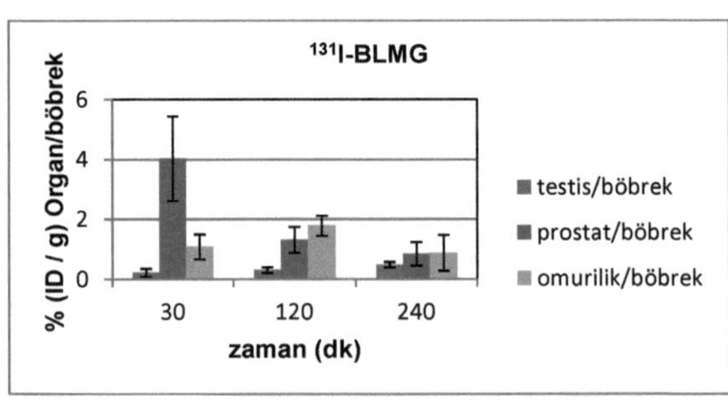

Şekil 4.27. ^{131}I-BLMG bileşiğinin seçilmiş bazı organ/böbrek oranları.

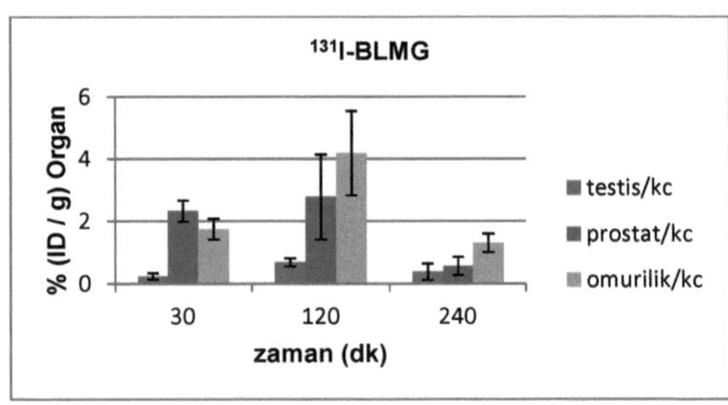

Şekil 4.28. ^{131}I-BLMG bileşiğinin seçilmiş bazı organ/karaciğer oranları.

Şekil 4.11 ve Şekil 4.20 de sırasıyla ^{131}I-BLM ve ^{131}I-BLMG'nin biyodağılım çalışmalarında incelenen 18 farklı organa (Kalp, Akciğer, Karaciğer, Böbrek, İncebarsak, Kalınbarsak, Mide, Dalak, Pankreas, Kas, Baş, Yağ, Troid, Mesane, Kan, Testis, Prostat, Omurilik) ait %ID/g değerleri verilmiştir. Şekil 4.11 incelendiğinde en yüksek tutulumların sırasıyla mide ve mesane de çıktığı testis, prostat ve omurilikte ki tutulumlarında yüksek sayılabilecek düzeylerde olduğu görülmektedir. Mide ve mesane için en fazla tutulumun olduğu 30. ve 120.dk'lara ait % ID/g değerleri sırasıyla (4.49±0.87; 4.39±1.41) ve (3.07±0.93; 4.37±2.98) olarak bulunmuştur. Şekil 4.20 incelendiğinde ise mide ve mesane için 30. ve 120.dk'lara ait % ID/g değerleri sırasıyla 1.19±0.20, 1.16±0.28, 1.54±0.33, 3.32±1.61 olarak görülmektedir. Şekil 4.11 den görüldüğü gibi ^{131}I-BLM bileşiğinin midedeki tutulumu 30. ve 120. dk'larda yaklaşık aynı değerlerde olup 240 dk'nın sonunda yaklaşık 3 kat azalmaktadır. ^{131}I-BLMG bileşiğinin midedeki tutulumu ise 30 dk, 120 dk ve 240. dk'larda hemen hemen aynı değerlerdedir.

Şekil 4.11 ve Şekil 4.20 incelendiğinde işaretli bileşiklerinin her ikisinin de mesanedeki tutulumlarının oldukça fazla olduğu ve en yüksek değere 120 dk'nın sonunda ulaştıkları görülmektedir. Temel boşaltım böbreklerden idrar yoluyla olduğundan mesanedeki tutulumun fazla olması beklenen bir durumdur. Bu sonuçla bağlantılı olarak yapılan bir çalışmada Ryynänen ^{111}In-BLM kompleksinin bor-nötron yakalama terapisindeki matematiksel kinetik modelinin belirlenmesine yönelik olarak yaptığı bir çalışmada ^{111}In-BLM kompleksinin mesane ve böbreklerde çok miktarda biriktiğini saptamıştır (Ryynänen, 2002

Çizelge 4.7 ve 4.8'den görüldüğü gibi ^{131}I-BLM, ^{131}I-BLMG'e ait kan değerleri 30.,120. ve 240. dk'lar için sırasıyla (0.40±0.29; 0.33±0.05; 0.16±0.07), (0.47±0.20; 0.16±0.07; 0.13±0.10) olarak bulunmuştur. Bu sonuçlara bakıldığında ^{131}I-BLM ve ^{131}I-BLMG bileşiklerinin klirens (Vücuttan atılım) değerlerinin her iki bileşik için hızlı olduğu söylenebilir. Bu bağlamda,

Krohn ve arkadaşları ^{67}Ga-sitrat'ın yanı sıra ^{123}I, ^{57}Co, ^{111}In gibi farklı radyonüklidler kullanılarak BLM ile işaretleme çalışmaları gerçekleştirmişler ve bunun devamında yapılan biyodağılım çalışmalarından sonra işaretli bileşiklerin klirens değerlerinin sıralaması dikkate alındığında en yavaş Ga-sitrat bileşiğinin ^{123}I-BLM ve ^{57}Co-BLM bileşiklerinin ise Ga-sitrat'tan daha hızlı temizlendiklerini bulmuşlardır (Krohn et al, 1977).

Aynı tablo değerleri incelendiğinde ^{131}I-BLM ve ^{131}I-BLMG bileşiklerinin böbrekler, karaciğer, dalak ve pankreasta ki tutulumlarının incelenen üç zaman aralığında da düşük olduğu tespit edilmiştir. Bu organların 240. dk'larına ait % ID/g değerleri ^{131}I-BLM ve ^{131}I-BLMG için sırasıyla (0.07±0.04, 0.09±0.05, 0.09±0.06, 0.12±0.04) ve (0.12±0.05, 0.12±0.10, 0.06±0.01, 0.03±0.01) olarak bulunmuştur Bu sonuçlar dikkate alındığında yukarıda verilen organların hedef organ olamıyacakları söylenebilir.

Oldukça önemli bir organ olan Karaciğerdeki biyodağılım sonuçları incelendiğinde ^{131}I-BLM ve ^{131}I-BLMG'in karaciğerdeki tutulumlarının maksimum olduğu 30. dk'ya ait %ID/g değerlerinin sırasıyla 0.78±0.28 ve 0.24±0.16 olduğu görülür. Bu değerler karşılaştırıldığında ^{131}I-BLM'nin tutulumunun ^{131}I-BLMG'ye göre daha fazla olması normal olarak yorumlanabilir. Çünkü işaretli BLM vücuda enjekte edildikten sonra detoksifikasyon reaksiyonları nedeniyle karaciğerde glukuronidasyona uğrar. Dolayısıyla BLM'in karaciğerde BLMG'e göre daha çok birikmesi beklenen bir sonuçtur. Bu sonuçların yanı sıra her iki işaretli bileşiğin karaciğerdeki 120. ve 240. dk'lara ait %ID/g değerlerinin zamanla azaldığı görülmektedir.

^{131}I-BLM'in teşhis ve tedavide uygun bir radyofarmasötik ajan olarak kullanılıp kullanılamayacağının tespit edilebilmesi için Şekil 4.17'de ^{131}I-BLM'in karaciğer/kan ve karaciğer/kas oranları verilmiştir. Karaciğerin oldukça hayati bir organ olması nedeniyle tedavide veya görüntülemede bu organda fazla tutulumun olmaması istenir. Şekil 4.17 den görüldüğü gibi karaciğer/kan oranının %ID/g değerleri oldukça az olup incelenen zaman aralığında yaklaşık olarak bu oran sabit kalmaktadır. Bu durum görüntülemede ve tedavide tercih edilen bir sonuçtur. Çünkü böyle olması durumda karaciğer daha az lethal radyasyon dozu almış olacak ve aynı zamanda sahip olduğu düşük aktiviteden dolayı diğer organlar için herhangi bir girişim etkisi yapmayacaktır. Bu da hedef organın görüntü kalitesinin artması anlamına gelmektedir. Aynı grafikten 30. dk'ya ait karaciğer/kas oranının en yüksek değer aldığı görülmektedir. 240 dk'nın sonunda bu değer yaklaşık olarak 9 kat azalmıştır. Şekil 4.26 de ise ^{131}I-BLMG'in karaciğer/kan ve karaciğer/kas oranları verilmektedir. Verilen bu grafik incelendiğinde karaciğer/kan ve karaciğer/kas oranlarının incelenen tüm sürelerde oldukça düşük değerler aldığı ve yaklaşık olarak sabit kaldığı görülmektedir. Aynı zaman da, Şekil 4.19 ve 4.28 sırasıyla ^{131}I-BLM ve ^{131}I-BLMG'in testis/karaciğer, prostat/karaciğer ve omurilik/karaciğer oranlarını göstermektedir. Bu grafikler incelendiğinde ^{131}I-BLM ve ^{131}I-BLMG için prostat/karaciğer oranlarının en yüksek değer aldığı 120. dk için %ID/g değerlerinin sırasıyla 4.5 ve 4.03 olduğu görülür. ^{131}I-BLM için en yüksek prostat/karaciğer oranı 240. dk'da ve yaklaşık 6.6 olarak bulunmuştur. ^{131}I-BLMG'in en yüksek omurilik/karaciğer değeri ise 120. dk'da 4.2 olarak bulunmuştur. Bütün bunların bir sonucu olarak hem ^{131}I-BLM'in hem de ^{131}I-BLMG'in sıçanların karaciğerinde fazla bir radyasyon hasarına sebep olmadıkları söylenebilir.

Şekil 4.14 ve Şekil 4.23'de sırasıyla hedef organ olabileceği düşünülen testise ait ^{131}I-BLM ve ^{131}I-BLMG'in kullanıldığı biyodağılım çalışmaları sonunda elde edilen testis/kas ve testis/kan oranlarının %ID/g grafikleri verilmektedir. Şekil 4.14 den görüldüğü gibi^{131}I-BLM için testis/kan oranları son derece küçük değerler olup en büyük aktivitenin görüldüğü 30. dk'ya ait testis/kan oranı 1.4 olarak saptanmıştır. Testis/kas oranı ise 30. dk'da 5.2 iken bu oran 120. dk'da 1.3 olarak yaklaşık 4 katlık bir azalma göstermiştir. Gerek testis/kas gerekse testis/kan oranlarının düşük olması testis için ^{131}I-BLM'nin iyi bir görüntüleme ve tedavi ajanı olarak kullanılamayacağı sonucunu verir. ^{131}I-BLMG için testis/kan ve testis/kas oranlarının en büyük olduğu 120. dk'daki %ID/g değerleri sırasıyla 0.33 ve 1.83 olarak saptanmıştır. Testis/kas oranına bakıldığında ise bu oran 30. dk 0.4 iken 120. dk'da 1.83 olduğu görülür. Yani, 120 dk boyunca 4.5 katlık bir artış meydana gelmiştir. Meydana gelen bu artışa rağmen ^{131}I-BLMG'in de testis'in görüntülenmesinde veya tedavisinde uygun bir radyofarmasötik ajan olamayacağı söylenebilir.

Şekil 4.15 ve Şekil 4.24'de de diğer bir hedef organ olarak düşünülen prostata ait prostat/kas ve prostat/kan oranlarına ilişkin grafikler sırasıyla ^{131}I-BLM ve ^{131}I-BLMG için verilmiştir. Şekil 4.15 den görüldüğü gibi ^{131}I-BLM için en büyük değerlerin elde edildiği 120. dk'ya ait prostat/kas oranı 8.1 prostat/kan oranı ise 3.6 olarak saptanmıştır. Prostat için prostat/kas oranının % ID/g değerine bakıldığında ise bu oran 120. dk'da 8.1 iken 240. dk'da 3.2 olmuş yani yaklaşık 2.5 katlık bir azalış göstermiştir. Prostat için bu oranlar değerlendirildiğinde ^{131}I-BLM'nin prostatın hem görüntülenmesinde hem de tedavisinde uygun bir radyofarmasötik olarak kullanılabileceği söylenebilir. ^{131}I-BLMG'e ait sonuçlara bakıldığında 30. dk'daki prostat/kas oranı 9.6 prostat/kan oranı ise 1.75 olarak görülmektedir. Yukarıdaki değerlendirmelere benzer şekilde prostat dokusundaki prostat/kas oranı dikkate alındığında bu değerin 30. dk'da 9.6 iken 240. dk'da 2.01 olduğu görülür. Buna göre ^{131}I-BLMG'nin de prostat için uygun bir radyofarmasötik olarak kullanılabileceği açıktır.

Şekil 4.16 ve Şekil 4.25'de incelenen iki bileşik için hedef organ olabileceği düşünülen omuriliğe ait omurilik/kas ve omurilik /kan oranlarına ilişkin grafikler verilmektedir. Şekil 4.16'dan görüldüğü gibi ^{131}I-BLM'nin kullanıldığı çalışmadan elde edilen omurilik/kan oranları üç farklı sürede de oldukça küçük değerler vermiştir. En yüksek omurilik/kan değerinin ölçüldüğü 240. dk'ya ait değer 0.4 olarak bulunmuştur. Aynı işaretli bileşik için omurilik/kas oranı ise 30. dk'da 1.9 iken bu oran 240. dk'da 4.3 olarak en yüksek değere çıkmıştır. Şekil 4.25 incelendiğinde ise ^{131}I-BLMG için en yüksek değerin bulunduğu 240. dk'ya ait omurilik/kas oranı 6.2 omurilik/kan oranı ise 3.5 olarak saptanmıştır. Aynı bileşiğe ait omurilik/kas oranları incelendiğinde 120. dk'ya ait oran 1.2 iken 240. dk'da bu oran 6.2'ye çıktığı görülür. Bu sonuçlara göre^{131}I-BLMG'nin omurilik için uygun bir görüntüleme ve tedavi ajanı olabileceği söylenebilir.

Bütün buraya kadar ^{131}I-BLM ve ^{131}I-BLMG'e ait hedef organ/hedef olmayan organ oranlarının değerlendirilmesi için yapılan çalışmaların sonucu olarak ^{131}I-BLM'nin prostata ^{131}I-BLMG'nin de hem omurilik hem de prostata spesifik olduğu dolayısıyla her iki bileşiğin de prostat ve omurilik ile ilgili hastalıkların tedavisinde ve görüntülenmesinde kullanılabilme potansiyeline sahip olabilecekleri söylenebilir

Böbrekler de karaciğer gibi vücut için oldukça önemli bir organdır. Özellikle tedavide oldukça az radyasyon dozu alması istenir. Bu nedenle bu organın da karaciğer gibi biyodağılım çalışmalarında ekstra olarak değerlendirilmesi son derece önemlidir. Bu bağlamda Çizelge 4.7 ve 4.8 incelendiğinde ^{131}I-BLM, ^{131}I-BLMG'in biyodağılım çalışmalarına ait elde edilen sonuçlardan 30.,120. ve 240. dk'lardaki böbreğe ait % ID/g değerlerinin sırasıyla (0.34±0.18; 0.27±0.06; 0.07±0.04) ve (0.35±0.23; 0.20±0.10; 0.12±0.05) olduğu görülür.

Şekil 4.18 ve 4.27 de ise sırasıyla ^{131}I-BLM ve ^{131}I-BLMG'e ait prostat/böbrek, testis/böbrek ve omurilik/böbrek oranları gösterilmiştir. Bu grafikler incelendiğinde ^{131}I-BLM ve ^{131}I-BLMG için prostat/böbrek oranlarının en yüksek değer aldığı 120. dk için sırasıyla 4.5 ve 4.03 olduğu görülür. Bu sonuçlara bakıldığında hedef organlardaki (prostat, testis ve omurilik) tutulumların böbrekteki tutuluma göre çok daha fazla olduğu görülmektedir. Bu radyofarmasötikler için istenilen bir durumdur. Elde edilen bu sonuçlar dikkate alındığında işaretli her iki bileşiğin sıçanlara enjeksiyonu sonunda incelenen süreler içerisinde böbreklerin radyasyondan çok fazla etkilenmediği söylenebilir.

Yukarıda yapılan çalışmaların yanı sıra, işaretli bileşiklerin enjeksiyonundan sonra sıçanlardan 30.,120. ve 240. dk'da kan örnekleri toplanmış ve bunlara ait radyoaktivite ölçümleri gerçekleştirilmiştir. Yapılan bu ölçümlere göre biyolojik yarı ömürler ^{131}I-BLM ve ^{131}I-BLMG için sırasıyla 167 dk ve 117 dk olarak bulunmuştur. ^{131}I-BLMG'nin yarılanma süresinin daha kısa olması toksisitesinin ^{131}I-BLM'ye göre daha düşük olmasına ve dolayısıyla ^{131}I-BLM'ye göre daha iyi bir alternatif kemoterapik ajan olarak kullanılabilmesine neden olabilmektedir. Bu bağlamda Crooke ve arkadaşlarının yaptığı bir çalışmada herhangi bir radyoaktif elementle işaretleme yapılmadan tedavi maksadıyla direkt olarak hastalara verilen BLM'nin biyolojik yarı ömrünün 15 ile 60 dk aralığında olduğu saptanmıştır (Crooke et al, 1977). Başka bir çalışmada ise Jalilian ve arkadaşları yaptıkları ölçümler neticesinde ^{62}Zn-BLM'in biyolojik yarı ömrünün (9 saat) görüntüleme için yeterli olduğu sonucuna varmışlardır (Jalilian et al, 2003). Ryynänen ise yaptığı çalışmayla ^{111}In-BLM bileşiğinin idrardaki biyolojik yarı ömrünü yaklaşık olarak 3.5±0.6 saat olarak bulmuştur (Ryynänen, 2002). Yapılan bu çalışmada ^{131}I-BLM için bulunan yarılanma süresinin yukarıda verilen yarılanma sürelerinden farklı çıkması normal bir sonuçtur. Çünkü incelenen tüm bileşikler kimyasal olarak farklı BLM türevleridir.

Yapılan bir çalışmada Krohn ve arkadaşları KHJJ tümörü oluşturulmuş sıçanlar kullanılarak ^{123}I-BLM'nin farmakokinetiğini incelemişler ve buldukları sonuçları ^{111}In-BLM, ^{57}Co-BLM ve ^{67}Ga-sitrat kullanılarak elde edilen sonuçlarla karşılaştırmışlardır. Buna göre, ^{123}I-BLM ve ^{57}Co-BLM bileşiklerinin vücuttaki dağılımlarının ve stabilitelerinin birbirine benzer olduğu belirtilmiş ve buna ilave olarak ^{123}I-BLM bileşiğinin tümör/kan ve tümör/karaciğer oranlarının diğer işaretli BLM bileşiklerine ait oranlara göre daha büyük olduğu tespit edilmiş ve sonuç olarak ^{123}I-BLM tutulumunun en fazla sıçanlarda oluşturulmuş KHJJ tümöründe olduğu saptanmıştır (Krohn et al, 1977). Başka bir çalışmada Poulose ve arkadaşları ^{57}Co ile işaretli BLM'yi epidermis hücreleri yoluyla gelişen ve karsinoma hücrelerinden oluşmuş kötü huylu tümör bulunduran 50 hastada tümörlerin görüntülenmesi amacıyla kullanmışlardır. Yapılan bu çalışmanın sonucunda, ^{111}In-BLM'nin kötü huylu tümörlerin belirlenmesinde ^{57}Co-BLM'ye göre daha kötü bir görüntüleme ajanı olduğu ve aynı zamanda ^{67}Ga-sitrat bileşiğinin karaciğer, dalak, kemik iliğinde birikiminden ve barsaklar yoluyla atılımından dolayı bu tür tümörlerin belirlenmesinde uygun bir görüntüleme ajanı olarak kullanılamayacağı belirtilmiştir (Poulose et al,1977).

Bu sonuçların ışığı altında ^{131}I-BLM ve ^{131}I-BLMG kullanılarak tümör oluşturulmuş sıçanlar kullanılarak yapılacak olan biyodağılım çalışmalarından elde edilecek sonuçların da ^{123}I-BLM ile yapılan yukarıdaki çalışmanın sonuçlarıyla paralellik göstermesi kuvvetle muhtemeldir. Çünkü hem ^{123}I-BLM hem de ^{131}I-BLM aynı kimyasal yapılardır. Üstelik yapılan bu çalışma da toksisitesi ^{131}I-BLM'ye göre daha az olduğu tespit edilen ve sıçanlarda ^{131}I-BLM ile aynı metabolik yolu izleyen ^{131}I-BLMG gibi alternatif bir bileşik de teklif edilebilir. Tabi ki bu durum, gerek ^{131}I-BLM gerekse ^{131}I-BLMG'nin terapotik etkileri deney hayvanları üzerinde hedef organ olabileceği söylenen mesane, mide, prostat, testis ve omurilik de oluşturulabilecek olan tümör hücrelerindeki ilgili bileşiklerin biyodağılımları incelenmek suretiyle yorumlanabilir.

Konuyla ilgili yapılan bir diğer çalışmada Jalilian ve ekibi ^{62}Zn-BLM ve ^{62}Zn-$ZnCl_2$ komplekslerinin görüntüleme özelliğini belirlemek için sağlıklı sıçanlar ve fibrosarkom tümörü oluşturulmuş sıçanlar üzerinde biyodağılım çalışmaları yapmışlardır. Bu çalışmaların sonucunda ^{62}Zn-BLM'in karaciğer, dalak, akciğer, mesane ve böbreklerde tutulum yaptığı ve bu bileşiğin çalışma süresi boyunca kararlığını koruduğu tespit edilmiştir. Aynı zamanda ^{62}Zn-$ZnCl_2$ kompleksinin biyodağılım sonuçlarının ^{62}Zn-BLM kompleksininkinden tamamen farklı olduğu görülmüştür. Bu bağlamda bizim çalışmamızda kullanılan ^{131}I-BLM ve^{131}I-BLMG'e ait biyodağılım sonuçları yukarıdaki çalışmanın sonuçlarıyla benzerlikler gösterse de ondan daha farklı olduğu açıktır. Bunun nedeni her iki çalışmada kullanılan BLM bileşiklerinin kimyasal olarak bir birinden tamamen farklı yapılar olmasıdır.

Farklı bir çalışmada ise Konikowski ve arkadaşları ^{111}In-BLM ve ^{111}In-klorit bileşiklerinin farmakokinetiğini yale-swiss sıçanlarında oluşturulmuş beyin tümörü üzerinde incelemişler ve buna göre, ^{111}In-klorit için pH 1.5 de maksimum tümör tutulumunun olduğu gözlemlenmiş aynı zamanda maksimum tümör-beyin tutulumunu %ID/g cinsinden %17, maksimum tümör-kan oranını da %4.4 olarak saptanmıştır. Ayrıca, %ID/g değerleri incelendiğinde beyin, deri, kas ve kanda ki ^{111}In-klorit tutulumunun ^{11}In-BLM'ninkinden daha fazla olduğu görülmüştür. Bu sonuçlara ilave olarak ^{111}In-klorit'in karaciğerdeki tutulumunun ^{111}In-BLM'kinden daha fazla olduğu sonucuna varılmış ve son olarak iki bileşiğin vücuttan atılım süreleri karşılaştırıldığında ise ^{111}In-BLM'in diğer bileşiğe göre daha hızlı atıldığı tespit edilmiştir. (Konikowski et al, 1975). Bu sonuçlar çalışmamızda kullanılan iki farklı BLM türevine ait elde edilen sonuçlarla paralellik göstermektedir. Zira bizim çalışmamızda incelenen iki iyodo BLM türevinin karaciğerdeki tutulumlarının da oldukça az vücuttan atılımlarının ise oldukça hızlı olduğu tespit edilmiştir.

Yapılan bir diğer çalışmada Eckelman ve arkadaşları ^{125}I ile BLM'yi işaretleyerek bu bileşiğin uygun bir görüntüleme ajanı olup olmadığını araştırmışlardır. Bunun için ^{125}I-BLM ve ^{57}Co-BLM bileşikleri kötü huylu tümör oluşturulmuş dişi Fischer sıçanlara enjekte edilerek bununla ilgili biyodağılım çalışmaları yapılmış ve bu çalışmaların sonucunda ^{57}Co-BLM bileşiğinin tümör-kan oranının ^{125}I-BLM'nin tümör/kan oranından daha yüksek olduğu bulunmuştur (Eckelman et al,1975). Grove ve arkadaşları da yaptıkları bir başka çalışmada BLM'i ^{57}Co, ^{111}In, ve ^{59}Fe ile işaretleyerek bu yapıların biyolojik davranışlarını ^{67}Ga-sitrat'la karşılaştırma yapmak için sağlıklı ve tümör oluşturulmuş iki farklı sıçan grubu üzerinde işaretli bileşiklere ait biyodağılım çalışmaları yapmışlardır. Bu çalışmaların sonucunda ^{67}Ga-sitrat ve ^{111}In-BLM bileşiklerinin kan ve akciğerde ki klirenslerinin yavaş olduğu ve ^{67}Ga-sitrat bileşiğinin hedef organ/hedef olmayan organ oranının Ehrlich Carcinoma oluşturulmuş sıçanlarda 24 saat'in sonunda en yüksek değere ulaştığı bulunmuştur (Grove et al, 1973). Burada bahsedilen iki çalışmadan da farklı radyonüklidler (^{125}I, ^{59}Fe, ^{111}I vs) ile işaretli BLM bileşiklerinin ^{57}Co-BLM ve ^{67}Ga-sitrat bileşiklerinden daha kötü görüntüleme ajanı oldukları sonucu görülür. Oysa yaptığımız biyodağılım çalışmalarında elde edilen sonuçlara göre ^{131}I-BLM ve ^{131}I-BLMG'nin ikisinin de mide, mesane, prostat ve omurilik için iyi bir görüntüleme ajanı olabileceği söylenebilir.

4.8. ^{131}I-BLM ve ^{131}I-BLMG Bileşiklerine Ait Sintigrafik Çalışmaların Sonuçları

970 µL (25 µg) 29.6 MBq (800 µCi) ^{131}I-BLM ve 970 µL (25 µg) 31.5 MBq (851 µCi) ^{131}I-BLMG iki erkek tavşana kulak damar yoluyla enjekte edilmiş ve bu bileşiklerin belli süreler sonundaki sintigrafileri alınmıştır. İlk sintigramlar enjeksiyonu takip eden 30. dk'nın sonunda hem statik hem de dinamik görüntü olarak diğerleri ise sırasıyla 120 dk ve 240 dk sonra sadece statik görüntü olarak alınmıştır. ^{131}I-BLM ve ^{131}I-BLMG bileşiklerine ait dinamik görüntüler de 60 s'lik 30 frame şeklinde alınmıştır. Şekil 4.29'de ^{131}I-BLM'e, Şekil 4.31'de ise ^{131}I-BLMG bileşiğine ait dinamik görüntüler görülmektedir. Her iki bileşiğin statik görüntüleri ise 30., 120. ve 240. dk'larda 650 kcount'luk sayımlar alınarak elde edilmiş ve sırasıyla Şekil 4.30 ve 4.32 de verilmiştir.

İşaretli bileşiklere ait statik ve dinamik görüntüler incelendiğinde tiroit'de serbest iyod'un hızlı bir şekilde birikim yaptığı görülmektedir. Her iki bileşiğe ait bağlanma verimlerinin sırasıyla %90 ve %60 olduğu hatırlanırsa bağlanmaya katılmayan iyodların tiroitte birikim yapması doğaldır. Şekil 4.30 ve 4.32 de her iki bileşik için 30. 120. ve 240. dk'larda alınan statik görüntüler görülmektedir. Bu imajlar incelendiğinde işaretli bileşiklerin her ikisinin de tavşanlara enjekte edildikten 30 dk sonra metabolizmada böbrekler yoluyla hızlı bir şekilde elimine edildiği ve daha sonra mesanede biriktiği görülür. Buna ilave olarak Şekil 30 daki 30. dk'ya ait statik görüntüdeki mesanenin sol üst tarafında yer alan aktivitenin barsaklardaki tutulumdan meydana geldiği tahmin edilmektedir. Ayrıca iki bileşiğin 30. dk'larına ait statik görüntüler incelendiğinde bu sürenin sonunda midedeki tutulumların oldukça fazla olduğu ve aynı zamanda bileşiklerinin metabolizmaki atılımlarının sırasıyla 120 dk ve 240 dk'nın sonunda büyük oranda tamamlandığı görülmektedir.

Albino Wistar sıçanlarda yapılan biyodağılım çalışmalarında, ^{131}I-BLMG'e ait %ID/g değerlerine bakıldığında sırasıyla mide, mesane, testis ve prostat gibi organlarda ki tutulumların diğer organlara göre daha fazla olduğu görülmektedir. Bu bileşiğin 30.dk'sına ait statik görüntü incelendiğinde ise mesane bölgesindeki tutulumun ^{131}I-BLM'in aynı bölgedeki tutulumundan daha çok olduğu dikkat çekmektedir. Bunun nedeni mesane bölgesinde yer alan prostat ve testisteki tutulumların buradaki aktiviteyi attırmış olabileceği şeklinde düşünülmüştür. Dolayısıyla bu bileşiğe ait biyodağılım ve sintigrafi sonuçlarının bir biriyle uyum içerisinde olduğu söylenebilir.

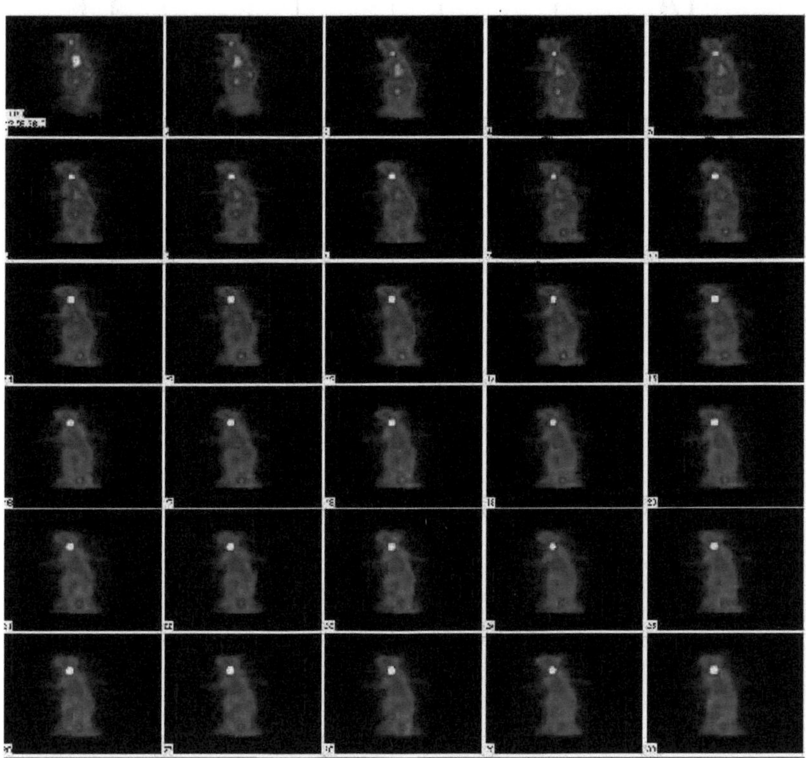

Şekil 4.29. Tavşana kulak damar yoluyla enjekte edilen ^{131}I-BLM bileşiğine ait dinamik görüntüler.

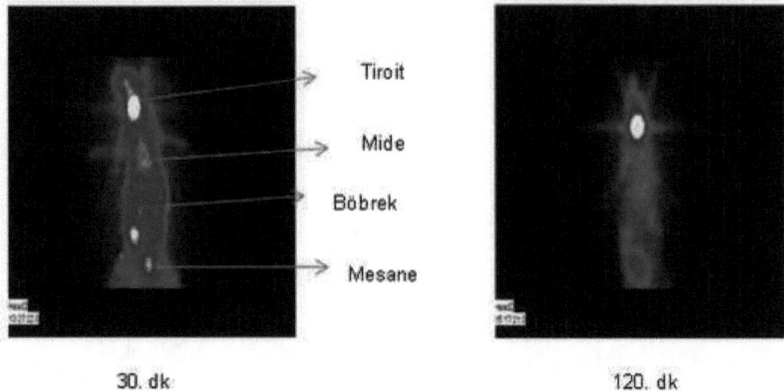

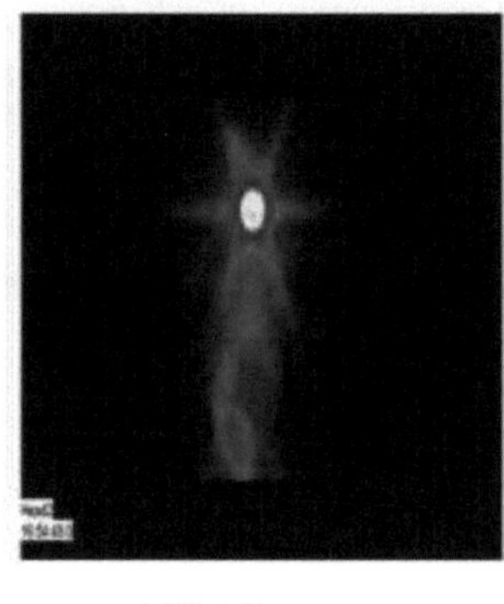

Şekil 4.30. Tavşana kulak damar yoluyla enjekte edilen ^{131}I-BLM bileşiğine ait statik görüntüler.

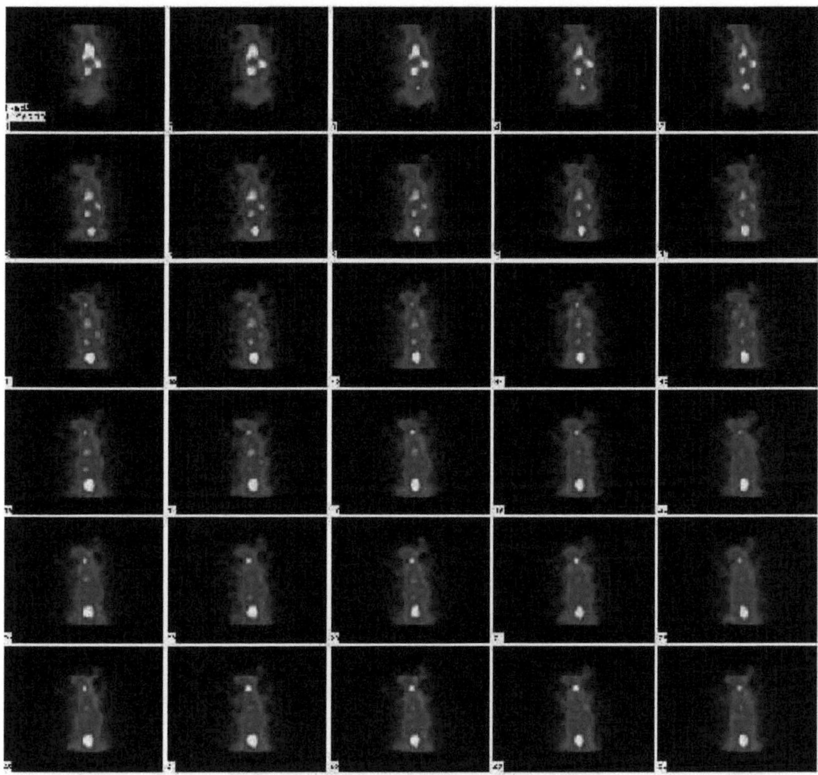

Şekil 4.31. Tavşana kulak damar yoluyla enjekte edilen ^{131}I-BLMG bileşiğine ait dinamik görüntüler.

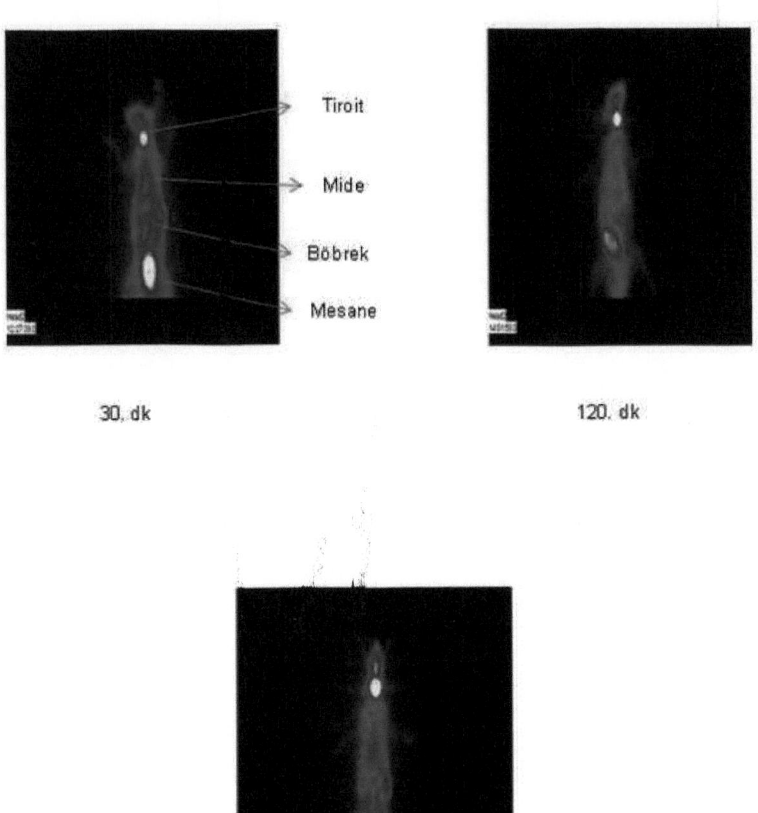

Şekil 4.32. Tavşana kulak damar yoluyla enjekte edilen ^{131}I-BLMG bileşiğine ait statik görüntüler.

4.9. İstatistik Analiz Sonuçları

Albino Wistar sıçanlar üzerinde yapılan biyodağılım sonuçlarının istatistiksel analizleri SPSS 13 (Univariate Variance Analyses) programı kullanılarak yapılmıştır. Varyans analizi %95'lik güven aralığında gerçekleştirilmiştir ($P<0.05$). Aynı zamanda ^{131}I-BLM ve ^{131}I-BLMG bileşikleri için organlar arasında Pearson Korelasyon Analizi yöntemi % 95'lik güven aralığında uygulanmıştır ($P < 0.05$). Pearson korelasyonuna göre her iki işaretli bileşiğin tutulumu organlar arasında bir ilişki tanımlamaktadır. Organlar arasındaki Pearson korelasyonuna göre belirlenen bu ilişkinin anlamlılık düzeyi (P) değeri ile ifade edilecek olursa $P = 0.01$'dir ($P <0.05$ değeri anlamlı olarak kabul edilmiştir).

Her bir organ için yapılan varyans analizi değerlendirildiğinde ^{131}I-BLM kompleksinin kalp, karaciğer, ince barsak, kalın barsak, mide, pankreas ve mesane deki, ^{131}I-BLMG kompleksi için de dalak, yağ, tiroid, prostat ve yağ dokusundaki tutulumunların uygulanan süre ile ilişkili olduğu görülmektedir.

^{131}I-BLM bileşiğinin biyodağılım çalışmaları sonucunda organlar arasındaki ilişki göz önüne alındığında akciğer ile karaciğer, ince barsak ve kas arasında, böbrekler ile kalp, ince barsak, pankreas ve kas arasında, mide ile kalp, ince barsak ve baş arasında, kan ile karaciğer ve yağ arasında ve son olarak testis ile kalın barsak arasında anlamlı bir farklılık söz konusudur.

^{131}I-BLMG bileşiğinde ise akciğer ile böbrekler ve omurilik arasında, böbrekler ile dalak, tiroid ve kan arasında, mide ile prostat arasında, kan ile böbrekler, dalak, pankreas ve baş arasında, prostat ile mide, dalak ve tiroit arasında, omurilik ile karaciğer ve akciğer arasında anlamlı bir farklılık söz konusudur..

SPSS 13 (Univariate Variance Analyses) programı kullanılarak yapılan istatistiksel değerlendirmede BLM'i Glukuronidleştirmek prostat dokusunda istatistiksel olarak bir anlamlılık gözlenmiştir ($P < 0.05$). Yapılan Pearson korelasyonuna göre prostat ile mide ve mesane arasında bir anlamlılık söz konusudur.

Yukarıda sözü edilen organlar arasındaki bu ilişki, anlamlılık düzeyi (P) değeri ile ifade edilecek olursa P < 0.05 değeri anlamlı olarak kabul edilmiştir (Çizelge 4.11 ve 4.12). Her bir organ için yapılan varyans analizi sonucuna göre bu organlara ilişkin P değerleri ve korelasyon katsayısı (r) değerleri Çizelge 4.9 ve Çizelge 4.10'da verilmiştir.

Çizelge 4.9 Varyans analizi sonucuna göre ^{131}I-BLM için bazı organlara ilişkin P değerleri ve korelasyon katsayısı (r) değerleri.

Organ	**P değeri**	**r değeri**
Kalp	0.004	0.841
Karaciğer	0.001	0.893
İnce Barsak	0.004	0.846
Kalın Barsak	0.000	0.976
Mide	0.012	0.772
Pankreas	0.013	0.764
Mesane	0.025	0.709

Çizelge 4.10 Varyans analizi sonucuna göre ^{131}I-BLMG için bazı organlara ilişkin P değerleri ve korelasyon katsayısı (r) değerleri.

Organ	**P değeri**	**r değeri**
Dalak	0.003	0.858
Tiroid	0.000	0.921
Prostat	0.011	0.777

Çizelge 4.11 Varyans analizi sonucuna göre ^{131}I-BLM için bazı organlara ilişkin P değerleri.

Organ	P değeri
Akciğer-Karaciğer arası	0.016
Akciğer-İnce Barsak arası	0.038
Böbrek-Kalp arası	0.021
Böbrek-Pankreas arası	0.019
Mide-İnce Barsak arası	0.038
Testis-Kalın Barsak arası	0.017
Mide-Kalp arası	0.014

Çizelge 4.12 Varyans analizi sonucuna göre ^{131}I-BLMG için bazı organlara ilişkin P değerleri.

Organ	P değeri
Akciğer-Böbrek arası	0.012
Akciğer-Omurilik arası	0.046
Böbrek-Dalak arası	0.018
Mide-Prostat arası	0.025
Prostat-Dalak arası	0.019
Prostat-Tiroit arası	0.039
Omurilik-Akciğer arası	0.046

5.0. SONUÇLAR VE ÖNERİLER

Bu çalışmada glikopeptid yapıda olan BLM ve enzimatik olarak sentezlenen BLMG ^{131}I radyonüklidi ile iodojen yöntemi kullanarak işaretlenmiş ve her iki işaretli bileşiğin deney hayvanları üzerindeki radyofarmasötik potansiyelleri araştırılmıştır. Tüm yapılan çalışmaların sonucuna göre;

1. BLMG enzimatik olarak başarıyla sentezlenmiştir.
2. BLM ve BLMG'in her ikisi birden iodojen yöntemi kullanılarak ^{131}I ile sırasıyla %90 ve %60 bağlanma verimleri ile işaretlenmiştir.
3. ^{131}I ile işaretli iki bileşik de yaklaşık %60'lık bağlanma verimiyle 24 saat boyunca kararlı kalmaktadır.
4. Deney hayvanları üzerinde yapılan biyodağılım ve sintigrafi çalışmalarının sonucunda her iki işaretli bileşiğin metabolik davranışlarının benzer olduğu, en fazla mide, mesane, prostat, testis ve omurilik de tutulumlarının gerçekleştiği ve aynı zamanda yapılan sintgrafi çalışmalarının biyodağılım çalışmaları ile uyum içerisinde olduğu bulunmuştur. Bütün bunlara ek olarak ^{131}I-BLM'nin prostat'a ^{131}I-BLMG'nin de hem omurilik hem de prostat'a spesifik olduğu tespit edilmiştir.
5. Yapılan istatistik analiz çalışmalarına göre Pearson Korelasyon Analiz Yöntemi %95 güven aralığında uygulanmış ($P<0.05$) ve aynı zamanda her iki işaretli bileşiğin tutulumu organlar arasında bir ilişki tanımlamıştır.

Elde edilen sonuçların geliştirilerek her iki işaretli bileşiğin tümör görüntüleme veya tedavi amaçlı bir radyofarmasötik olarak kullanılıp kullanılamayacakları ancak yapılacak olan hücre kültürü deneyleri veya tümörlü hayvan modeli içeren ilave çalışmalar ile mümkün olabilecektir.

KAYNAKLAR

1. Alejandro, D. Bolzan , Martha. S, Bianchi., Esteban M. Gimenez.,Marıa C. D'ıaz Flaque, Vicente R. Ciancio , Analysis of spontaneous and bleomycin induced chromosome damage in peripheral lymphocytes of long-haul aircrew members from Argentina, Mutation Research., 639: 64–79, 2008.
2. Akyol, H., Kemoterapinin Temel İlkeleri, XIII.TPOG Ulusal Pediatrik Kanser Kongresi,Hemşire programı, Dokuz Eylül Üniversitesi Onkoloji Enstitüsü Pediatrik Onkoloji Bilim Dalı, 2004.
3. Amersham Internatıonal plc, Iodine-125, Guide to Radioiodination Techniques., 1993.
4. Andrew, V., Stachulski., and Gareth N. Jenkins., Salford Ultrafine Chemicals and Research, Synergy House, Guildhall Close, Manchester Science Park, Manchester, UK M15 6SY, Xenobiotica., 17: 1451, 1987.
5. Angela T.Y. Tam, Brietta L. Pike , Andrew Hammet, Jörg Heierhorst, Telomere-related functions of yeast KU in the repair of bleomycin-induced DNA damage, Biochemical and Biophysical Research Communications., 357: 800–803, 2007.
6. Avcıbaşı, U., Radyoaktif İyod-131 İle İşaretli Bazl Glukuronid Türevi Bileşiklerin Biyolojik Aktivitelerinin Test Edilmesi Ve β-Glukuronidaz Ölçümlerinde Kullanım Potansiyellerinin İncelenmesi, E.Ü.Fen Bilimleri Doktora Tezi, 165s, 2004.
7. Avcıbaşı. U., Avcıbaşı. N., Ünak. T., Ünak. P., Müftüler. F.Z., Yıldırım. Y., Dinçalp. H., Gümüşer F.G., Dursun. E.R., Metabolic comparison of radiolabeled aniline- and phenol-phthaleins with ^{131}I., Nuclear Medicine and Biology., 35: 481–492, 2008.

8. Biber F.Z., P. Unak, T. Ertay, E.I. Medine, F. Zihnioglu, C. Tascı, H. Durak, Synthesis of an estradiol glucuronide derivative and investigation of its radiopharmaceutical potential, Applied Radiation and Isotopes., 64: 778–788, 2006.
9. Biber, F. Z., Estradiol Glukuronid Türevi Bir Radyofarmasötiğin Tasarlanması, Sentezi Ve Radyofarmasötik Potansiyelinin İncelenmesi, Doktora Tezi, Ege Üniversitesi Fen Bilimleri Enstitüsü, 27-28s, 2004.
10. Bingöl, G.,. Biyokimya, Ankara Üniversitesi Eczacılık Fakültesi Yayınları, 50, s. 366, 1977.
11. Brahim.S., Abid.K., Kenani.A.,Role of carbohydrate moiety of bleomycin-A2 in caspase-3 activation and internucleosomal chromatin fragmentation in apoptosis of laryngeal carcinoma cells, Cell Biology International., 32: 171-177, 2008.
12. Brooks R. C., P. Carnochan, J. F. Vollano, N. A. Powell, J. Zweit, J. K. Sosabowski, S. Martellucci, M. C. Darkes, S. P. Fricker and B. A. Murrer, Metal Complexes of Bleomycin: Evaluation of [Rh-105]-Bleomycin for Use in Targeted Radiotherapy. Nuclear Medicine and Biology., Vol. 26, pp. 421–430, 1999.
13. CELİKEZEN F. Cağlar., Ali ERTEKİN, Ratlarda Akciğer Fibrozisinde Lipid Peroksidasyonu (MDA), Antioksidan Madde (Glutatyon, Seruloplazmin) ve Bazı Antioksidan Vitamin (B-Karoten, Retinol) Duzeylerinin İncelenmesi, Y.Y.U. Veteriner Fakultesi Dergisi., (2): 17-20, 2008.
14. Crooke S. T., F. Luft, A. Broughton, J. Strong, K. Casson,and L. Einhorn, Bleomycin Serum Pharmacokineticsas Determined by a Radioimmunoassay and a Microbiologic Assay in a Patient with Compromised Renal Function, Cancer., 39: 1430-1434, 1977.

15. Dendy P. P., 'Further studies on the uptake of synkavit and a radioactive analogue into the tumor cells in tissue culture , Br. J. Cancer., Volume 24, P.817, 1970.

16. Durkan. K., Bombesine Benzer Peptidlerden Litorin'in Tc-99m ile İşaretlenme Yöntemlerinin Araştırılması ve Radyofarmasötik Potansiyelinin İncelenmesi, Doktora tezi, E.Ü.Fen Bilimler Enstitüsü, ,126 sayfa, 2008.

17. Eckelman William C., Haruyo Kubota, Barry A. Siegel,Toru Komai, Waclaw J. Rzeszotarski,and Richard.,C.Reba, İodinated Bleomycin: An Unsatisfactory Radıpharmaceutical for Tumor Localization, Journal Of Nuclear Medicine., Volume 17, Number 5, 1975.

18. Ertay, T., Tc-99m ile İşaretli Ekzorfin C'nin Glukuronid Türevinin Sentezi ve Radyofarmasötik Potansiyelinin İncelenmesi, Doktora Tezi, E. Ü. Nükleer Bilimler Enstitüsü, 130s, 2004.

19. Frederic Morel, Monique Renoux, Philippe Lachaume, Serge Alziari, Bleomycin-induced double-strand breaks in mitochondrial DNA of Drosophila cells are repaired, Mutation Research., 637: 111–117, 2008.

20. KennethA. Krohn, Jeanne M. Meyers, Gerald 1. DeNardo, and Sally J. DeNardo, Comparison of radiolabeled Bleomycins and Gallium Citrate in tumor-bearing mice, , J Nuc,Med 18: 276-281, 1977.

21 Grove Robert B., William C. Eckelman, and Richard C. Reba, Distribution Of labeled Bleomycin in normal and Tumor-Bearing Mice, Journal Of Nuclear Medicine., Volume 14, Number 12, 1973.

22. Hafeli, U.O., Yub, J., Farudic, F., Lid, Y. and Tapolskyd, G., Radiolabeling Of magnetic targeted carriers (MTC) with Indium-111, Nuclear Medicine and Biology., 30: 761–769p, 2003.

23. Higashi T., M. Kanno, and K. Tomura, Comparison Of uptake Of ^{67}Ga-Citrate and ^{57}Co-Bleomycin in tumor using a semiconductor detector, Journal Of Nuclear Medicine., Volume 15,Number 12, 1974.
24. Hou DY, Hoch H, Johnston GS, Tsou KC, Jones AE, Miller EE, Larson SM. A new tumor imaging agent--111In-bleomycin complex. Comparison with 67Ga-citrate and 57Co-bleomycin in tumor-bearing animals,. J Surg Oncol,. Nov;27(3):189-95, 1984.
25. Jalilian A.R., B. Fateh, M. Ghergherehchi, A. Karimian, M. Matlloobi, S. Moradkhani, M. Kamalidehghan, F. Tabeie, Preparation, distribution, stability and tumor imaging properties of [^{62}Zn] bleomycin complex in normal and tumor-bearing mice, Iran. J. Radiat. Res., (1): 37 – 44, 2003.
26. Jalilian A. R. | M. Akhlaghi | B. Shirazi | R. Aboudzadeh | Gholamreza Raisali | M. Salouti | M. Babaii, [^{201}Tl](III)-bleomycin for tumor imaging, Radiochimica Acta, Volume: 94 | Issue: 8/2006, Cover date: August, Page(s): 453-459, 2006.
27. Jin Charlotte, Yuesheng Jin , Johan Wennerberg , Bo Rosenquist , Fredrik Mertens, Increased sensitivity to bleomycin in upper aerodigestive tract mucosa of head and neck squamous cell carcinoma patients, Mutation Research., 652: 30–37, 2008.
28. Kahn, M. and Kleinberg, J., Radiochemistry of Iodine, National Academy of Sciences National Research Council., 25-34p, 1977.
29. KAYAALP.S.O., Rasyonel Tedavi Yönünden Tıbbi Farmakoloji Cilt 1, 1984.

30. Konjkowskj Tad,ThomasP. Haynie, and Howard J. Glenn, Kinetics Of ^{111}In-Bleomycin and ^{111}In-Chlorides in Mice, Journal Of Nuclear Medicine., Volume 16, Number 8 March 21, 1975.

31. Kowalsky, R.J., and Perry, J.R., Radiopharmaceuticals in Nuclear Medicine Practice Labeled Compounds, Vol. I. Vienna, International Atomic Energy Agency., 29:26765., 185-189p, 1987.

32. Krohn Kenneth.A., Jeanne M. Meyers, Gerald 1. DeNardo, and Sally J. DeNardo. Comparison of radiolabeled Bleomycins and Gallium Citrate in tumor-bearing Mice, , J Nuc,Med., 18: 276-281, 1977.

33. Medine, E.İ., ^{125}I/^{131}I işaretli Urasil'in Glukuronid Sentezi ve Manyetik Özellik Kazandırılarak Yeni bir Manyetik İlaç Taşıyıcı Oluşturulması, Doktora Tezi, Ege Üniversitesi Fen Bilimleri Enstitüsü, Eylül 2008, 222 s, 2008.

34. Meyers Jeanne, Kenneth Krohn, and Gerald DeNardo, Preparation and Chemical Characterization Of Radioiodinated Bleomycin, Journal Of Nuclear Medicine., Volume 16, Number 9, 1975.

35. Michael K. Elson, Martin M. Oken,and Rex B.Shafer, A Radloimmunoassay for Bleomycin, J Nucl Med.,18: 296-299, 1977.

36. Morley T. G., P. P. Dendy, 'Mechanisms of selective uptake of 2-methyl-1,4-naphthaquinol-bis(disodium phosphate), into some mammalian cells in tissue culture, Br. J. Cancer., vol.28,p.55, 1973

37. Biber, F.Z., P. Unak, S. Teksoz, C. Acar, S. Yolcular, Y. Yurekli, ^{131}I labeling of tamoxifen and biodistribution studies in rats, Applied Radiation and Isotopes., 66: 178–187, 2008.

38. Nieweg O.E., H. Beekhuis, A.M.J. Paans, D.A. Piers, W. Vaalburg, J. Welleweerd, T. Wiegman, and M.G. Woldring,

Detection of lung cancer with 57Co-Bleomycin using a positron camera. A Comparison with ^{57}Co-Bleomycin and ^{55}Co-Bleomycin single photon scintigraphy., Eur J Nucl Med., 7:104-107, 1982.

39. OZYURT Huseyin, Birsen OZYURT, Sadık SOĞUT, Semsettin SAHİN, İsmail TEMEL, Omer AKYOL, Bleomisin ile Olusturulan Akciğer Fibrozisinde Pürin Katabolizması Enzim Aktiviteleri Üzerine CAPE'nin Etkisi, Fırat Tıp Dergisi.,12(3): 168-172, 2007.
40. Özyurt Birsen, Hüseyin Özyurt, Ömer Atış, Ali Akbaş, H. Ramazan Yılmaz, Sadık Söğüt, Deneysel olarak oluşturulan akciğer fibrozisinde E vitamini ve kafeik asit fenil esterin akciğer dokusundaki bazı metabolik enzimlere etkisi,Tıp Araştırma Dergisi.,4(3):14-18, 2006.
41. Pinart M. , A. Serrano-Mollar , E.M. Negri , R. Cabrera ,P.R.M. Rocco d, P.V. Romeroa, Inflammatory related changes in lung tissue mechanics after bleomycin-induced lung injury, Respiratory Physiology & Neurobiology 160: (196–20, 2008.
42. Poulose Kattadiyil P.,Anthony E. Watkins, RichardC. Reba,William C. Eckelman,and Margaret Goodyear, Cobalt-Labeled Bleomycin A New Radiopharmaceutical For Tumor Lacalization. A Comparative Clinical Evaluation With Ga-Citrate, Journal Of Nuclear Medicine., Volume 16, Number 9, 1975.
43. Ryynänen Päivi,. Kinetic Mathematical Models for the ^{111}In-labelled Bleomycin Complex and ^{10}B in Boron Neutron Capture Therapy, University of Helsinki, , 65 p, University of Helsinki Report Series in Physics., HU-P-D102, 2002.
44. T. Ünak, U. Avcıbaşı, Y. Yildirim, A radioanalytical technique for measurement of beta-glucuronidase activities, Journal of Radioanalytical and Nuclear Chemistry., Vol. 266, No. 3: 503–506, 2005.

45. Telefoncu, A., Salnikow, J., Zihnioğlu, F., Kılınç, A., , Biyokimyada Temel ve Modern Teknikler, 2000.
46. TELEFONCU, A., Tıp ve Fen Bilimleri için Biyokimya, Arkadaş Tıp Kitapları, 1988.
47. UNAK, T., UNAK, P.,ONGUN, B., and DUMAN, Y., Synthesis and Iodine-125 Labelling of Glucuronide compounds for combined Chemo- and radiotherapy of cancer, Appl. Radiat. Isot., Vol. 48, No. 6. pp. 777-783, 1997.
48. Ünak T.., U. Avcibaşi., Y. Yildirim., A radioanalytical technique for measurement of beta-glucuronidase activities, Journal of Radioanalytical and Nuclear Chemistry., Vol. 266, No. 3: 503–506., 2005.
49. Ünak T., Z. Akgün., Y. Duman., Y. Yildirim., U. Avcibaş.i, B. Çetinkaya., Radioiodination and preliminary biological tests of aniline-mustardand its glucuronide conjugate as a potential anticancer prodrug, Journal of Radioanalytical and Nuclear Chemistry., Vol. 256, No. 3: 529.534, 2003.
50. Ünak T, Potential Use of Radiolabeled Glucuronide Prodrugs with Auger and/or Alpha Emitters in Combined Chemo-and Radio Thearapy of Cancer, current pharmaceutical Design., 6: 1127-1142, 2000.
51. ÜNAK, T., AVCIBAŞI, U., YILDIRIM, Y., ÇETİNKAYA, B., Attempts to develop a new nuclear measurement tecnique of β-glucuronidase levels in biological samples, Czechoslovak Journal of Physics, Vol., 53, 2003.
52. Weng,H., Lu.Y., Weng.Z., Morimoto.K., Differential DNA damage induced by H_2O_2 and bleomycin in subpopulations of human white blood cells. Mutation Research., 652: 46–53, 2008
53. Wu, Mei. Zhang, Zunzhen, Che, Wangjun, Suppression of a DNA base excision repair gene, hOGG1, increases bleomycin

sensitivity of human lung cancer cell line, Toxicology and Applied Pharmacology., doi: 10.1016/j.taap.2007.12.020, 2008.

54. Yun Ryo U., RodneyD. Ice,JohnD. Jones,and William H. Beierwaltes, Relative Tissue Distribution Of Radioactivity İn Rats With Endocrine "Autonomous" Breast Carcinamas After ^{3}H-, ^{99m}Tc-, And ^{64}Cu-Bleomycin, Journal Of Nuclear Medicine., Volume 16, Number 2, 1974.

55. Yurt, F., Benzodiazepin (DİAZEPAM) ve Cyclopyrrolone (ZOPİCLONE) Grubu Farmasötiklerin I-131 ile İşaretlenmesi, Doktora Tezi, E.Ü. Nükleer Bilimler Enstitüsü, 22-29s, 1998.

56. Zhoua Changhua, Wei Hanb, Ping Zhanga, Meiying Caia, Dapeng Weia, Chongjie Zhanga, Lycopene from tomatoes partially alleviates the bleomycin-induced experimental pulmonary fibrosis in rats, Nutrition Research., 28: 122–130, 2008.

57. Zihnioğlu, F., , Isolation, Purification and Immobilization of UDP-GLUCUROYL TRANSFERASE, Doktora Tezi, E. U. Graduate School of Natural and Applied Sciences Chemistry Department Biochemistry Section Code., p. 169, 1992.

(http://www.turkcancer.org).

(www.atonet.org.tr).

(www.drugbank.com).

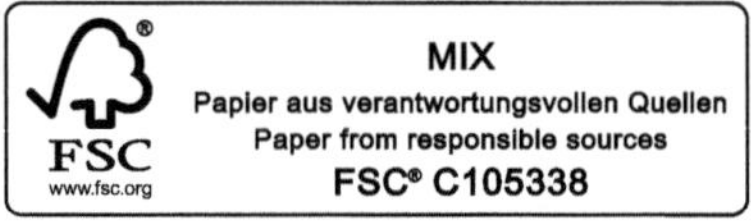

Printed by Books on Demand GmbH, Norderstedt / Germany